65歳からの食事革命

松田美智子

もくじ

この本の使い方

・小さじ1は5ml、大さじ1は15ml、1カップは200mlです。
・火加減は特に指定がない場合は、中火です。
・オーブンの焼き時間や温度は機種によって多少異なります。レシピを目安に、様子をみながら調整してください。

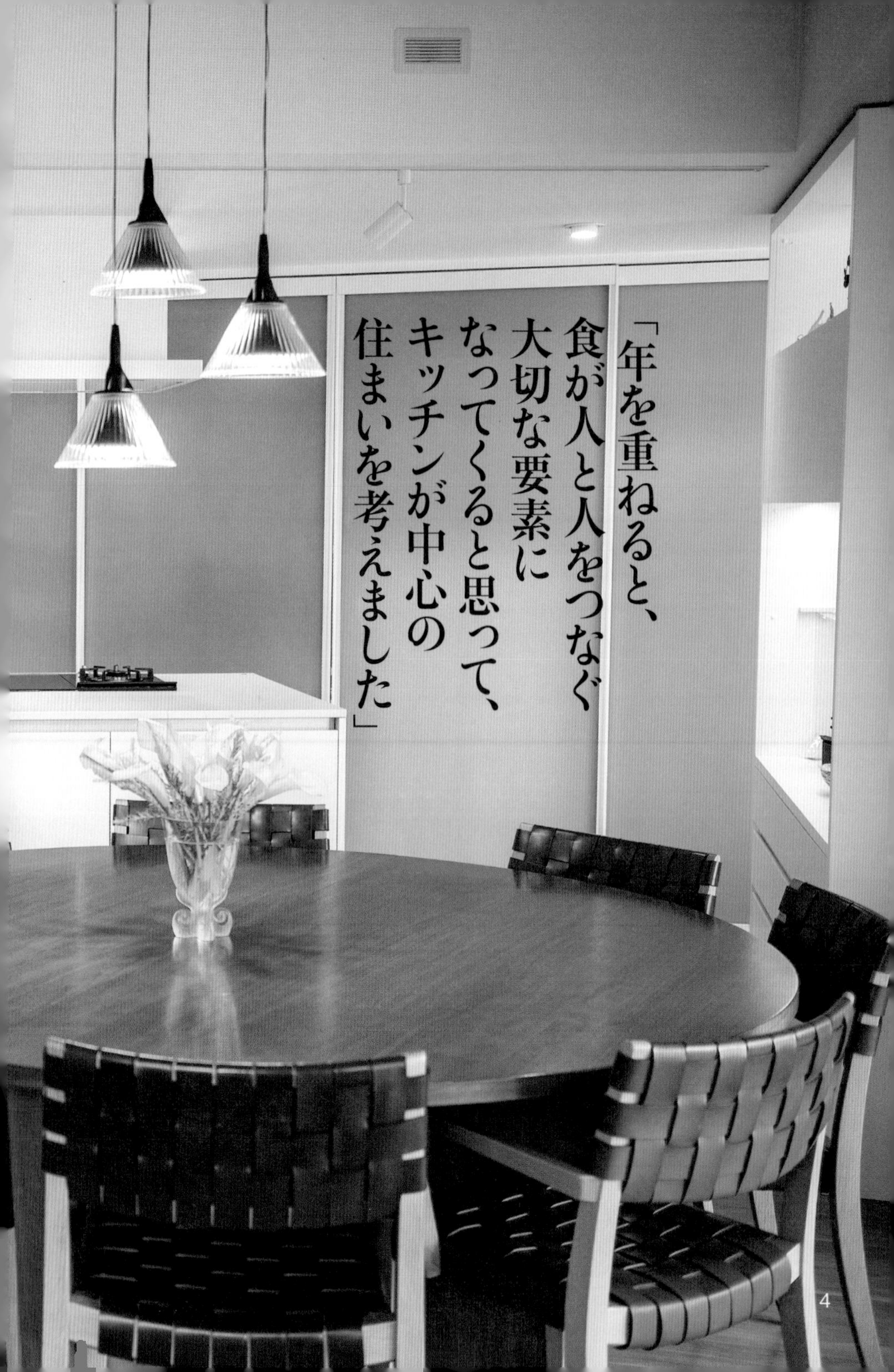

「年を重ねると、
食が人と人をつなぐ
大切な要素に
なってくると思って、
キッチンが中心の
住まいを考えました」

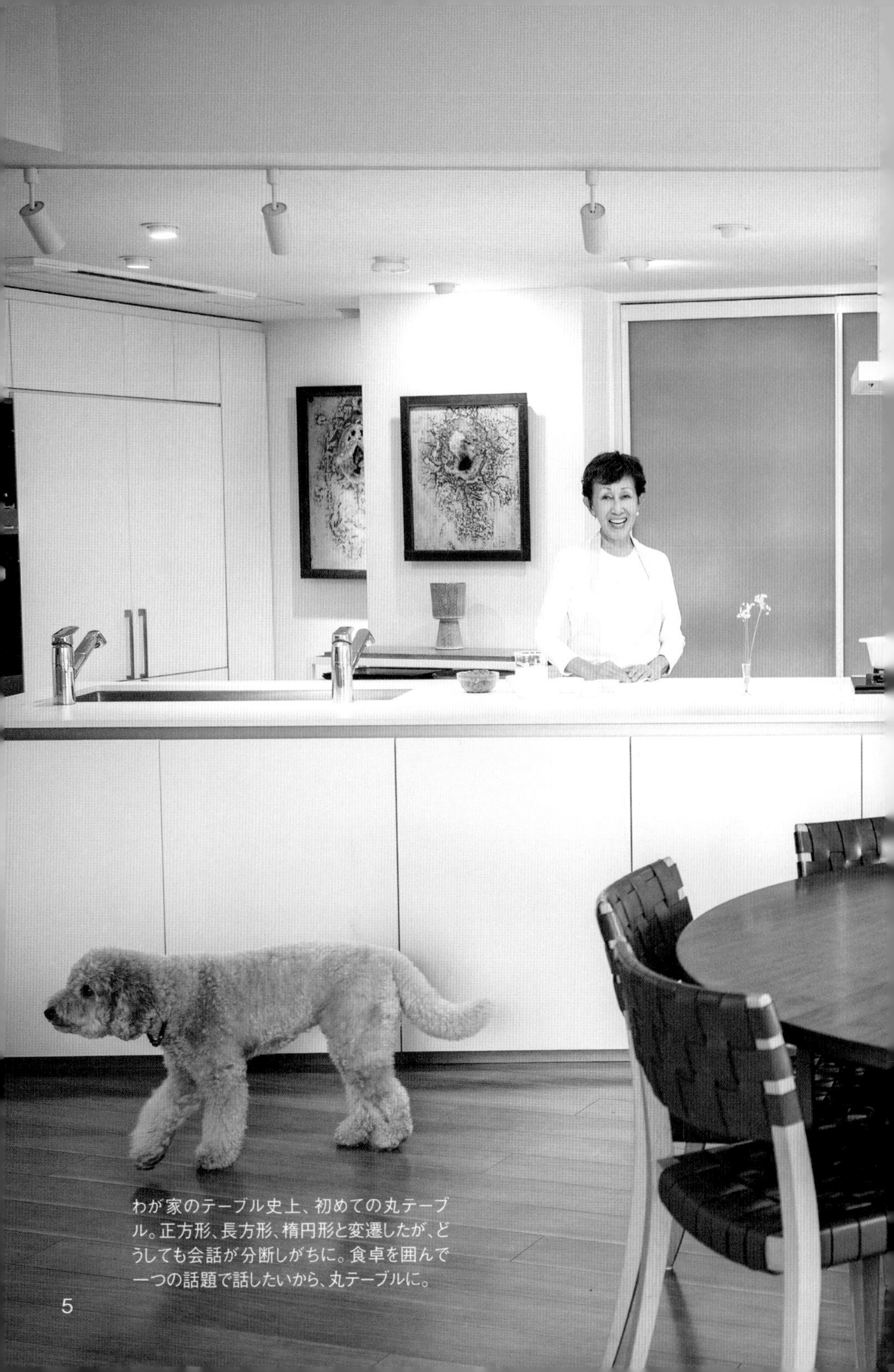

わが家のテーブル史上、初めての丸テーブル。正方形、長方形、楕円形と変遷したが、どうしても会話が分断しがちに。食卓を囲んで一つの話題で話したいから、丸テーブルに。

はじめに

手は抜かないけれど、気は抜いて

先日、膝の痛みが気になりお医者さまに診ていただいた際に「松田さん、心配ないですよ。人並みに年を重ねておいでです」と言われ、上手な物言いだなぁーと感心してしまいました。それって、加齢が原因ということをやんわりと伝えてくださったということでしょうか。母がよく「本当に年はとりたくないわ」と言っていた意味を今、痛切に感じます。68年間も毎日私を支えてくれた体にまずは感謝して、そしてもう少しがんばってもらうためにも体に必要な栄養、休息、楽しみを考えないといけないのだと真剣に思う年齢になりました。

64歳の時に両足首の疲労骨折。治ったと思ったら、香港のホテルのシャワーブースでスッテンコロリンと転倒してしまい、まさかの左腕複雑骨折……。この出来事がより自分の体と向き合うきっかけとなりました。自分への過信、〝私は大丈夫〟の根拠のない思いで、仕事を無理に詰め込んだり、せっかちな私は一日にあれもこれも片付けたいと夜中まで掃除をしたり、面倒だからと重い荷物を一度に運んだり。少し自分の体を酷使していたなぁと、感じる今日この頃です。以前は一度に三つの事を同時進行させ、それをやり切る自分にちょっと喜びを感じていましたが、年には年相応の仕事のやり方があるはずです。68歳の私にしかできない仕事のやり方、仕事の内容、そして生活の楽しみを考えることにしました。それにはまず信頼のおけるお医者さまを決めること。自分の現在の体の状況を知り、自分に足りない栄養素やビタミンを知るために、お医者さまのアドバイスをいただいたら、食事のこと、体を動かすこと、精神のバランスを整えることをいかに楽しんでできるかだと思っています。

まずは、食の見直しから始めました。お医者さまに血液検査の結果を一つずつ丁寧にご説明いただき、がんにならず、自分の足で歩き、認知症にならずに若々しくいるためのレクチャーには、目からうろこのこともたくさん。それをもとに牛肉の赤身、鮭、発酵食品などをさらに強化することにしました。家族が少なくなると、毎日の料理がおっくうになることもあります。私は手は抜きませんが、気を抜くことにしました。今までの経験と知恵で展開料理を中心に食事を楽しむことで「まぁ、いいか」と気持ちと時間に余裕が生まれました。

　そして大きな生活の変化は、65歳で犬を飼いはじめたこと。世話が大変なときもありますが、犬が私にくれる幸せ効果は大きいものでした。朝夕のお散歩で8000歩〜10000歩毎日歩きます。犬なしで散歩!? 私には考えられません。ご無沙汰していた(笑)愛情ホルモンもバンバン出させてくれます。愚痴も聞いてくれて、口外しません。寂しそうにしていると、そばに来て寄り添ってくれます。お医者さまにも「いい年齢で犬を飼ったね」と言われました。

　すてきな年上の先輩を見つけて、観察させていただくのも励みになります。どうしてこんなに若々しいの? なんで、アクティブなの?と、素晴らしいところを見つけては理由を探って、真似させていただいています。どなたも、よく召し上がる、おしゃれ、好奇心旺盛、人の話をよく聞く、いつも笑顔。それは私の永遠の課題です。私がお医者さまやすてきな先輩から学んだことを食に生かして、同年代の方はもちろん、若い方々にもお伝えできたらいいなぁと、私が日々実践していることを本書にまとめました。

　一緒に楽しく年を重ねましょうね!

2024年　早春　　松田美智子

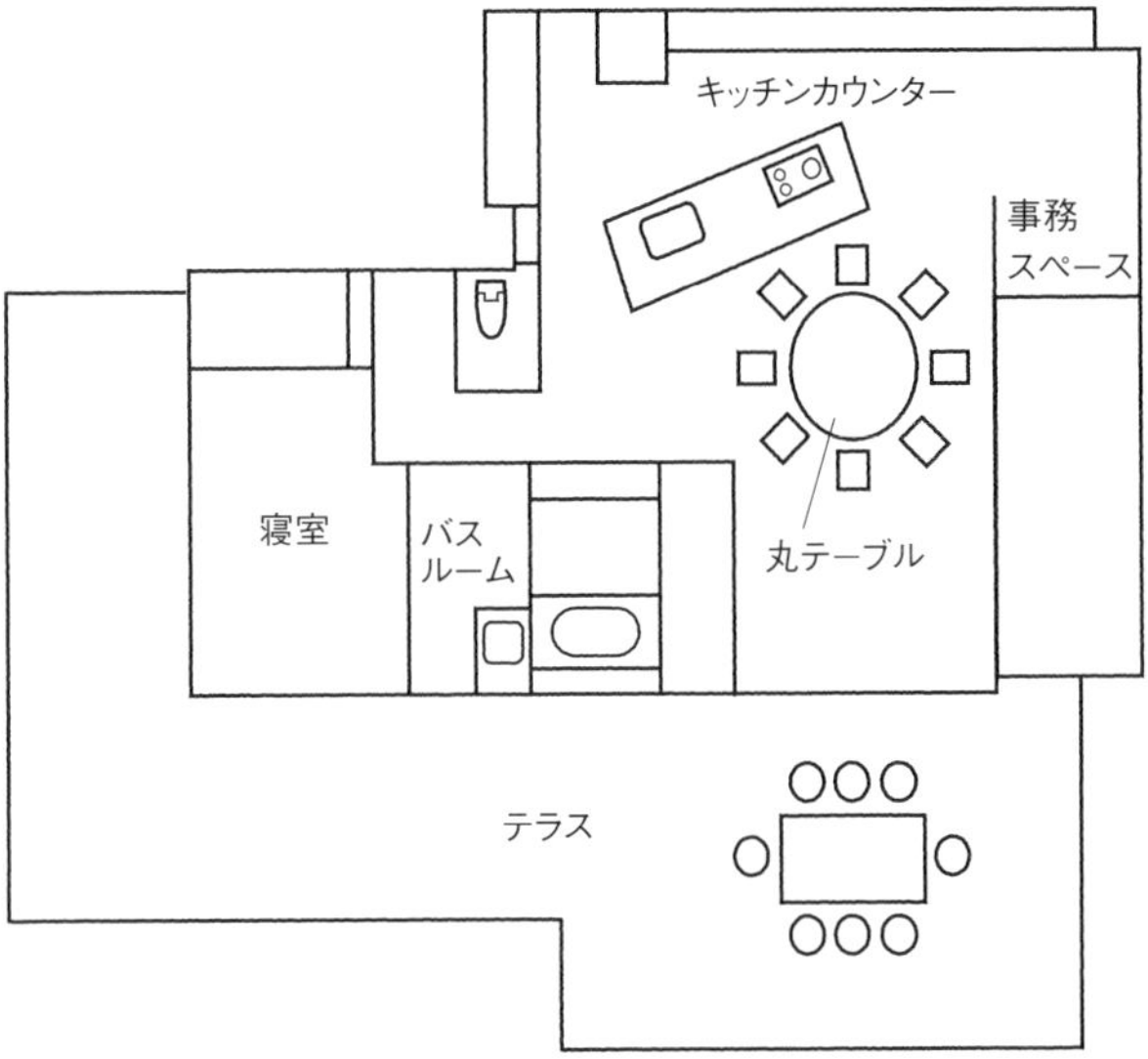

キッチンが中心の松田家間取り図

「40年続く料理教室は私の人生そのもの。パワーの源でもあります」

28歳で料理教室を始めて、ちょうど40年になりました。われながらビックリです。最初から、デモンストレーションを見せるだけでなく、全員が包丁を持ち、鍋を振って調理に関わっていただくスタイルでやってきました。

家族や友人が喜ぶ顔を思い浮かべながら、料理を作るって素敵なことだと思います。そして、習った通りに作るだけでなく、自分で段取りを考えて、賢く動くことが大切です。例えば、同じ冷蔵庫を開けるにしても、今日の料理に必要なあれとあれを一緒に取り出しておく。そんな簡単なことです。作業効率よく動くことで時短にもなるし、ボケ防止にもなると思っています。

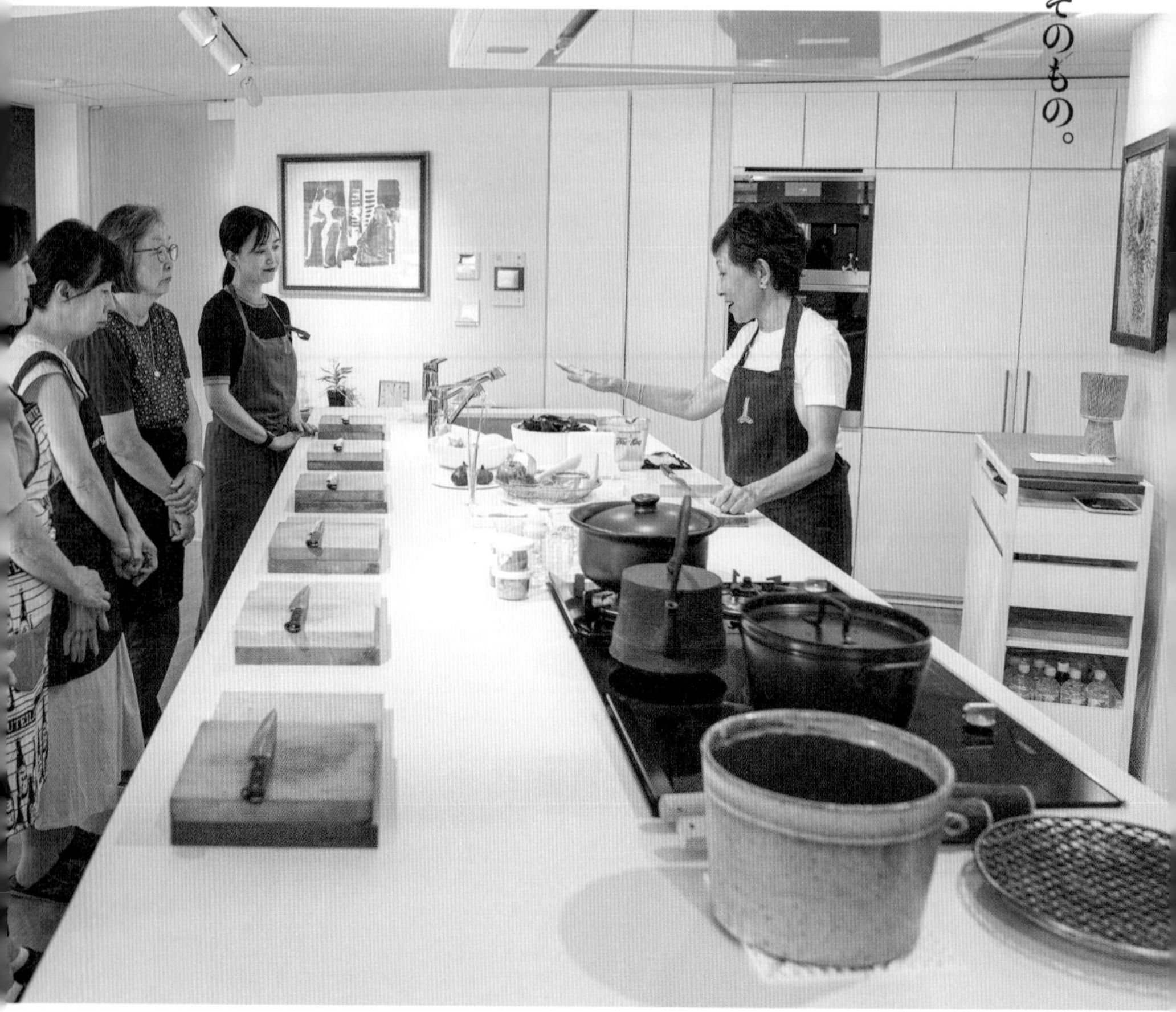

「愛犬ｇｕｇｕがやってきたことで、暮らしも心持ちもがらっと変わりました。朝晩の散歩のあとはごはんもおいしい」

3年前、わが家にｇｕｇｕがやってきました。タスマニアン・ラブラドゥードル。もともと犬好きだったのですが、夫の母が犬が苦手だったので飼うことかなわず。結局、義母を見送ってやっと飼えるようになったというわけです。

朝夕、一緒にお散歩するだけで、1万歩は歩くでしょうか。内科の先生からは「ちょうどいい時に飼いましたね」と言われました。そうでもなければ、とても1万歩も歩けませんから。子どもみたいに手がかかりますが、愛犬可愛さについつい頬が緩む毎日です。

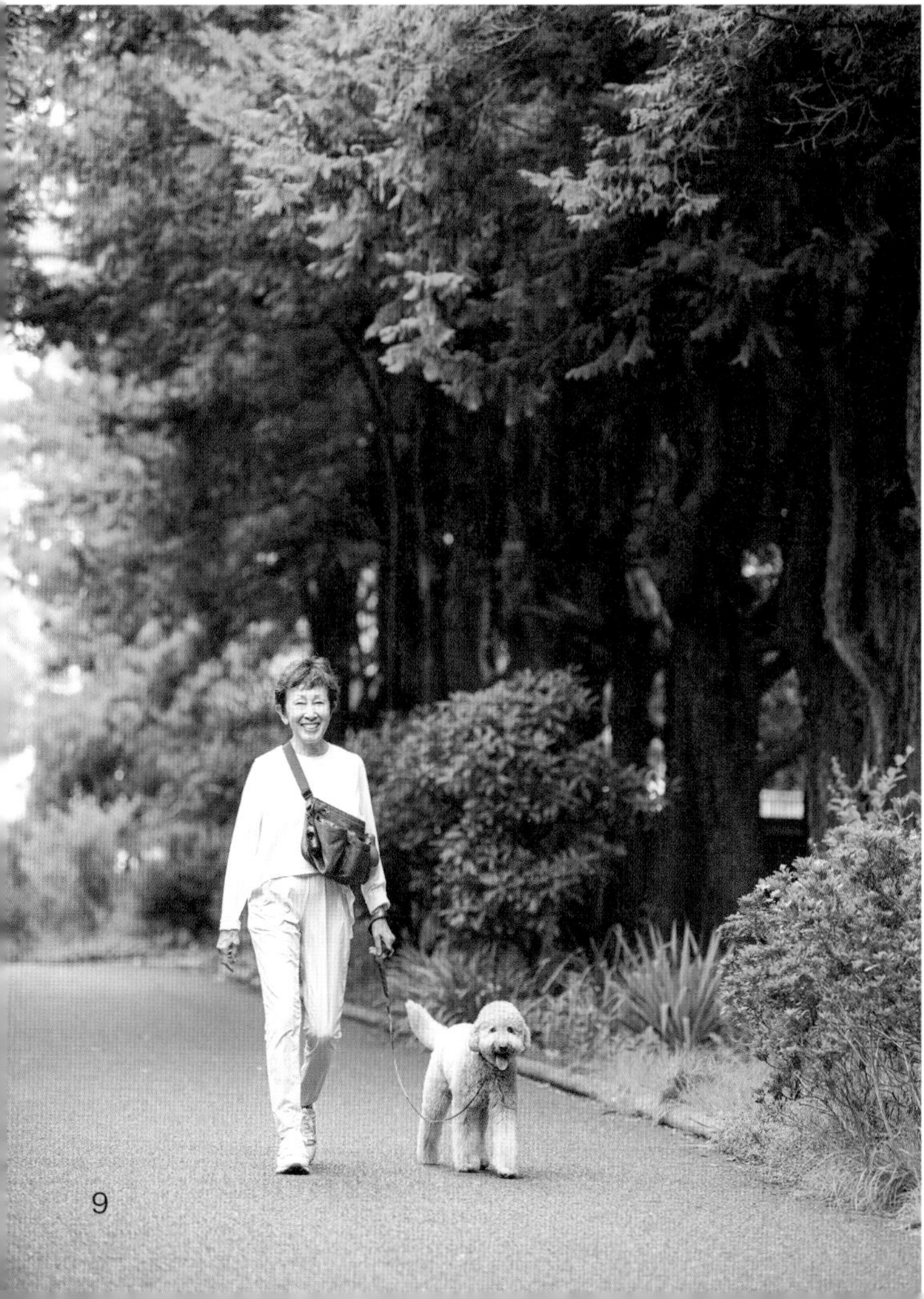

若いときより、「肉・魚」！
今からでも遅くない。体をつくるたんぱく質をもっと！

三大栄養素の一つであるたんぱく質は、筋肉や皮膚、髪の毛、血液など、体をつくるために欠かせないもの。肉や魚など動物性食品に含まれる動物性と大豆や大豆製品など植物性食品に含まれる植物性があります。そう聞くと、やっぱり植物性のほうが体にはいいに違いないと思いがちですが、さにあらず。

　人の体に必要なアミノ酸は20種類だそうです。そのうち、体内でつくることができない9種類の必須アミノ酸は、食べ物から摂取する必要があります。その必須アミノ酸をバランスよく含むのが、肉と魚なんです。

　先日、体調を崩した同年代の知人が病院に行って、下された診断が何と「栄養失調」。必須アミノ酸が欠乏していたそう。体によかれと肉を控え、野菜中心の食生活を続けていた彼女にとっては青天の霹靂でした。もっと肉や魚を食べるよう指導されたそうです。

　その話を聞いて、65歳以上はともかくにも肉、魚なのだと再認識した次第。ただし、食材はもちろん、油と調味料は上質のものを厳選し、使うのは最小限に。そして調理法はシンプルに。味つけが濃いと、ごはんやパンが欲しくなりますし、ついつい炭水化物をとりすぎてしまうので、ご用心。炭水化物よりも良質のたんぱく質。このことを前提に、お話を進めていきたいと思います。どうしたら、体によい食べ方ができるのか。

　まずは、牛肉の赤身から。

・牛肉の赤身

低カロリー、低脂質だが、たんぱく質はほかの部位よりも多く含む。カロリーも同じ牛肉でも霜降りに比べると半分以下。脂質は約5分の1。筋肉のもとになるだけでなく、貧血予防や記憶力・集中力のアップにもつながる。「こんなに体にいいのなら、多少お高くても食べないと、ね」と松田さん。

・鶏むね肉

少し前まで、パサパサでおいしくないと嫌われがちだった鶏むね肉ですが、今や、筋トレには欠かせないと人気急上昇。エネルギー代謝に必要なビタミンB群すべてがバランスよく含まれているため、「カロリーをできるだけ抑えつつ、たんぱく質はしっかりとりたい方にはおすすめ」。

・豚肉

たんぱく質やビタミンB群が豊富。とくにビタミンB_1は鶏肉や牛肉の5~10倍も含む。豚肉の脂肪は、脂溶性ビタミンであるビタミンA、D、Eなどの吸収を助け、体のエネルギーになる。また、細胞膜やホルモンの構造を作り、内臓を守るクッションになる。「脂も適度に取り入れて」。

・鮭

アスタキサンチン、ビタミンC、Eなど、抗酸化作用に優れた栄養素を含み、免疫機能の低下を軽減。また、たんぱく質やビタミンB群による疲労回復効果や、DHAやEPAによる血行促進効果も期待できる。栄養豊富で健康効果や美容効果が期待できることから、スーパーフードとも呼ばれる。

・まぐろ

EPAやDHAが豊富。ことにDHAの含有量は魚の中でトップクラス。DHAは動脈硬化や心筋梗塞、脳卒中などの病気を防ぎ、血中の中性脂肪を減らす働きが。鉄分も豊富で、特に赤身に多く含まれる。鉄分は全身に酸素を運ぶ役割を担っているので、貧血予防に欠かせない大切なミネラル。

たんぱく質のおいしい優等生。

牛肉の赤身

え、ホントですか。思わず聞き返してしまったのが、牛肉の赤身の量。「男性なら１食３００ｇ、女性なら１５０ｇ以上は食べましょう」。かかりつけのお医者さまがそう言うんです。もちろん、持病をお持ちの方は、先生とご相談いただきたいですけれど、香港での骨折でお世話になった現地の先生からも言われました。「日本の神戸牛でなくてもいいから、赤身をしっかりとること。そうすることで、骨がくっつきやすくなる」と。「へえーっ」と思いました。ともかく、赤身なのだと。

朝から元気に赤身肉ももちろんＯＫ。ただし、うす味で。

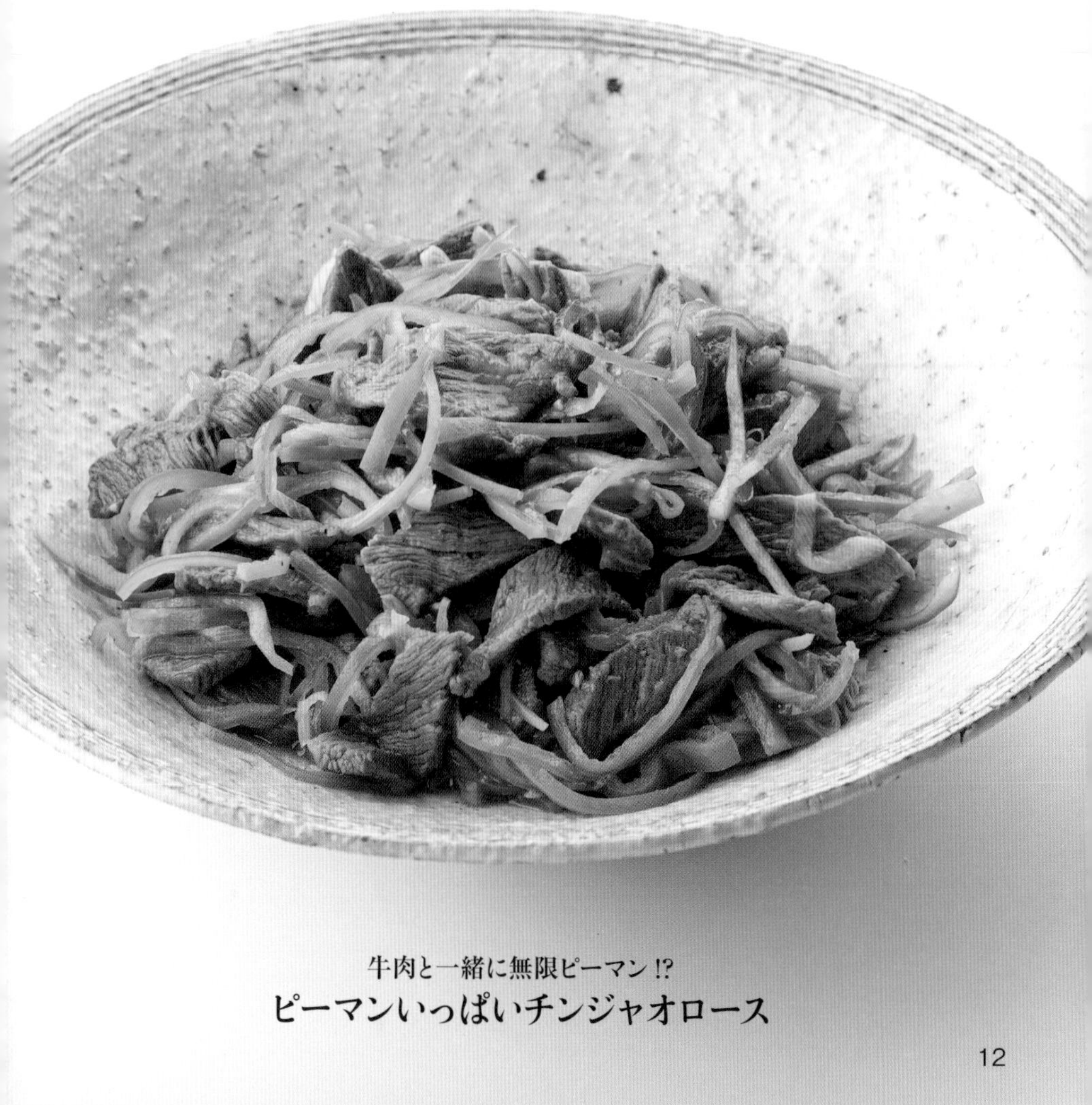

牛肉と一緒に無限ピーマン!?

ピーマンいっぱいチンジャオロース

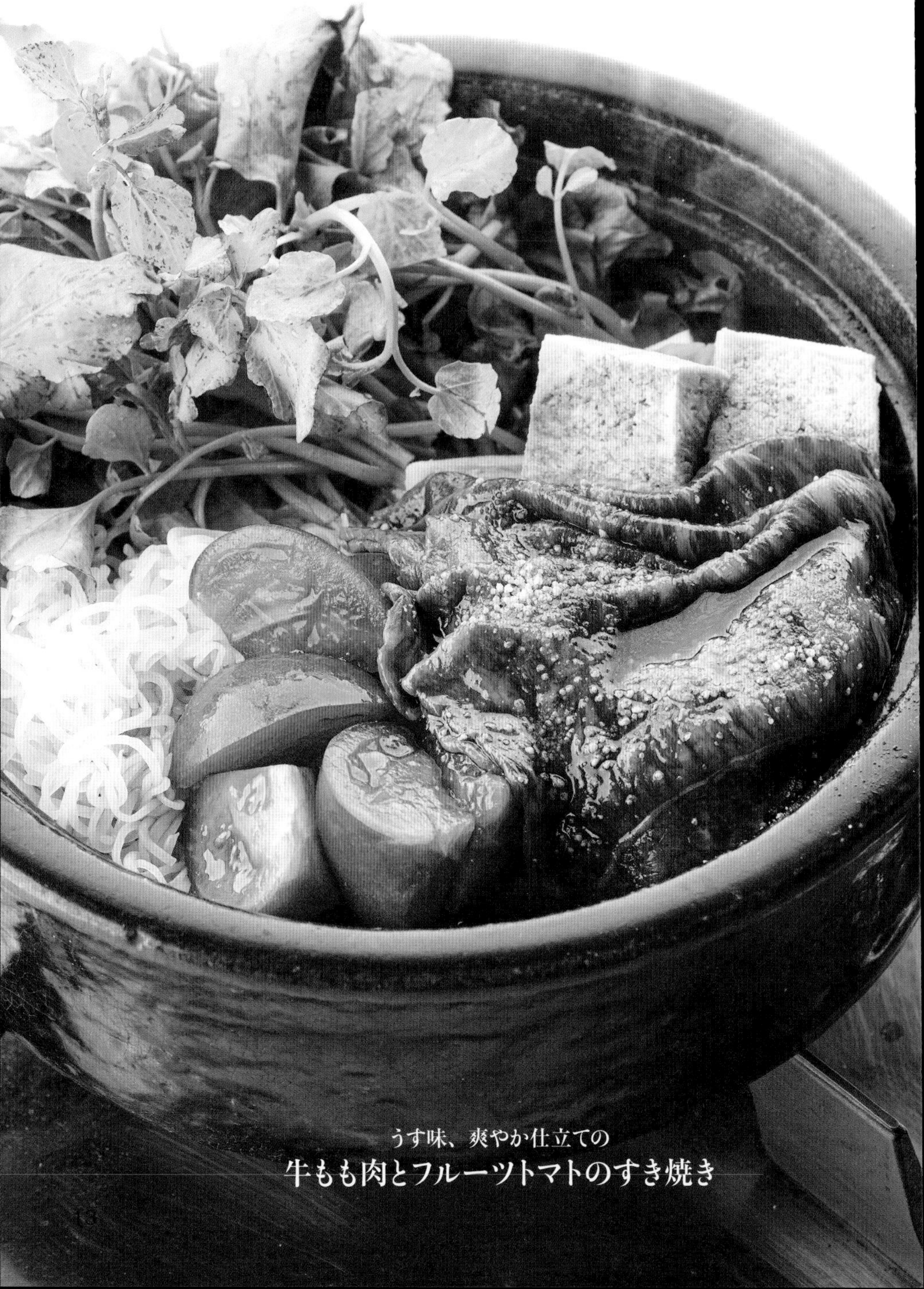

うす味、爽やか仕立ての

牛もも肉とフルーツトマトのすき焼き

ピーマンいっぱいチンジャオロース

ピーマンの種や白いわたをきれいに取り除き、長さをそろえるのがポイント。
食感が楽しいので、すいすい食べられます。のりで巻いてもおいしい。

材料（2人分）

牛もも肉（塊／厚さ5㎜、幅2㎝、
長さ4㎝の薄切り）……300g

A
- にんにくのすりおろし……小さじ½
- しょうゆ……大さじ2
- 酒……大さじ2
- 白こしょう……少々

ごま油……大さじ1½
ピーマン……8〜10個
長ねぎ（縦半分に切り、
斜め薄切り）……½本分

B
- 酒……大さじ2
- かたくり粉……小さじ1

C
- しょうゆ……大さじ1
- 白こしょう……少々

作り方

1 牛もも肉をAと合わせ15分おく。ピーマンの天地を切り落とし、縦半分に切り、種とわたを取り除き、長さをそろえ裏側から縦にせん切りにし、ペーパータオルに包んで冷蔵庫に入れておく。

2 中華鍋にごま油を中火でゆっくり熱し、**1**の牛肉を加えていためる。残ったAは取りおく。長ねぎを加えさっといため、ピーマンを加え半分ぐらい火を通したら、味をみてAを加え、合わせたBを回しかけ余分な水分を飛ばし、Cで調味する。余ったらチキンスープを加え、あんかけ焼きそばなどのあんにする。

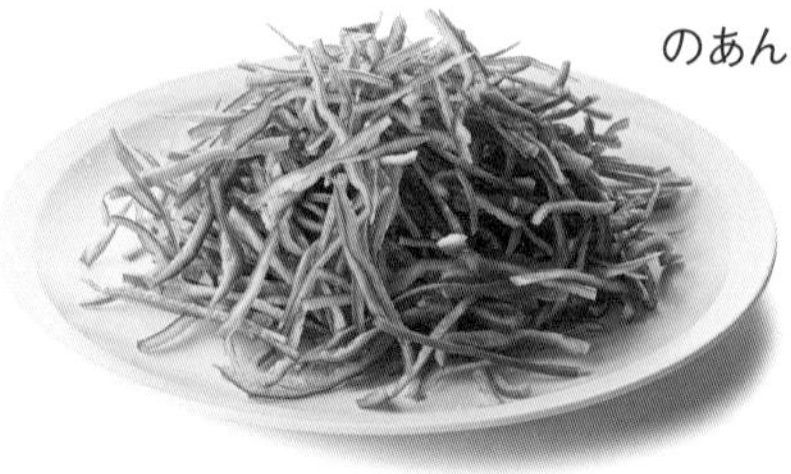

きれいに下ごしらえしたピーマン、これで10個分。一人でもぺろりといけちゃう量。やっぱり無限!?

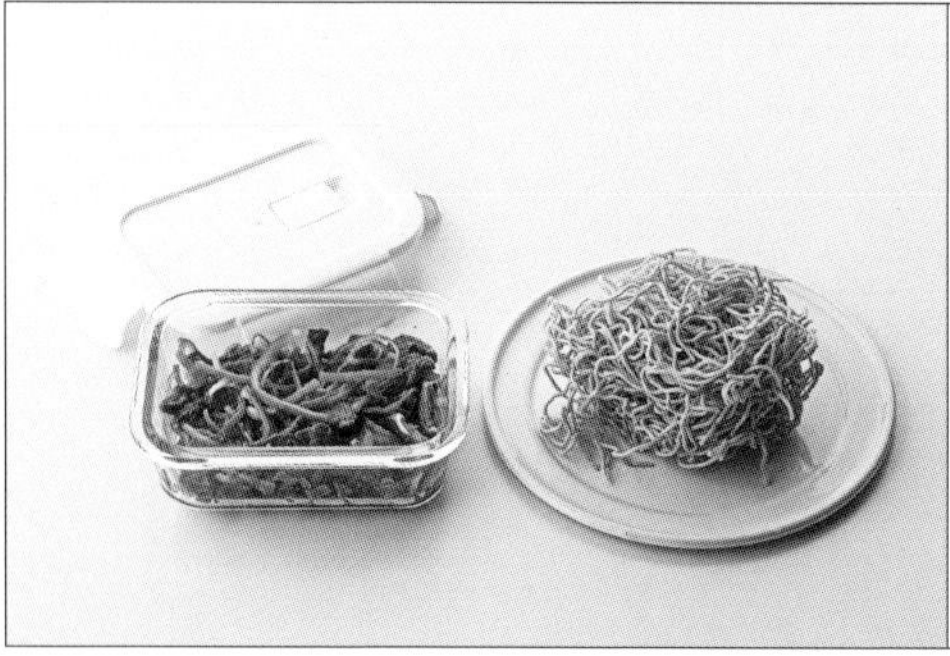

〈翌日のお楽しみ〉

少し多めに作って、細麺の焼きそば（私は熱海の『新宿製麺』製を使用）にのっけて。酢をかけたり、柚子こしょうを添えていただく。

牛もも肉とフルーツトマトのすき焼き

もしや主役？　とことんチリチリにしたしらたきが、
素材から出るうまみを吸って、格別のおいしさに変身します。

材料（2人分）

牛もも肉（すき焼き用）……400g
米油……大さじ1
A
- 三温糖……大さじ2
- 酒……¼カップ
- 水……½カップ
- しょうゆ……大さじ2

フルーツトマト（一口大の乱切り）……6個分
クレソン（軸下1㎝を切り落とす）……5〜6束
冷凍豆腐（p.72）……1丁
B
- しらたき……1玉
- 塩……小さじ1

卵、粉ざんしょう、一味とうがらし……各適量

作り方

1 しらたきは塩をすり込み、たっぷりの水で30分ほどゆで、水をきる。長さを半分に切り、鍋でからいりして水分を飛ばし、うまみを吸うように仕立てる（ちりちりしらたき）。

2 土鍋や鉄鍋に牛肉、フルーツトマト、クレソン、豆腐、しらたきを並べ、中火にかけ、混ぜ合わせたAを味をみながら加え、好みの味に仕立てる。卵、粉ざんしょう、一味とうがらしなどで味変を楽しむ。

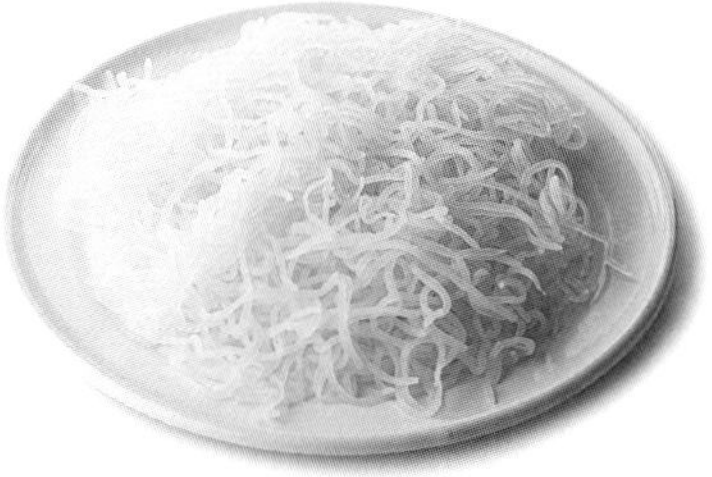

準備菜（p.73）でもご紹介したちりちりしらたき。ゆでてから、水分が抜けきるくらいからいりして用いる。

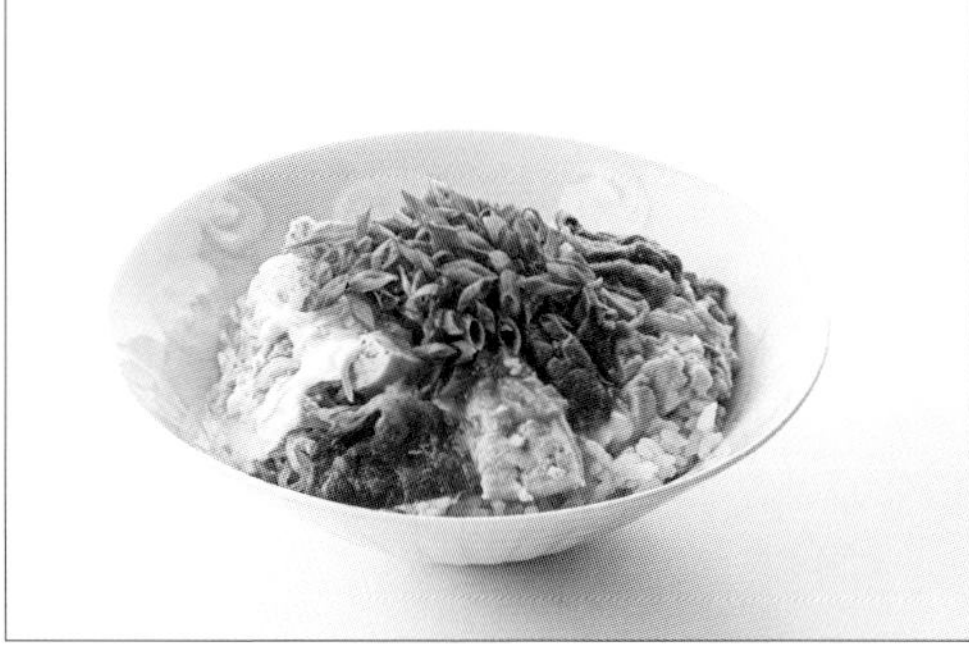

〈翌日のお楽しみ〉

温め直して、ご飯の上にドン。ご飯少なめのすきやき丼にしてランチに。1日おいて、より味がしみたしらたきや豆腐がおいしい。

栄養がギュギュッ。滋養のかたまり。

豚肉

良質のたんぱく源として忘れてはならないのが豚肉です。豚肉はビタミンB群、とくにB_1が豊富といわれます。ビタミンB_1は、体内でブドウ糖をエネルギーに変える手助けをしてくれる栄養素。別名、疲労回復ビタミンとも呼ばれています。不足すると疲れやすくなったり、だるくなったりするので、脂質制限をされている方は別として、脂も良質なので、ヒレ肉に限らず、豚肉全般もしっかりとっていただきたいと思います。牛肉よりもぐっとお手頃ですし。

美容にも健康にもいい上、経済的な豚肉をもっと上手に活用する方法、ご紹介します。

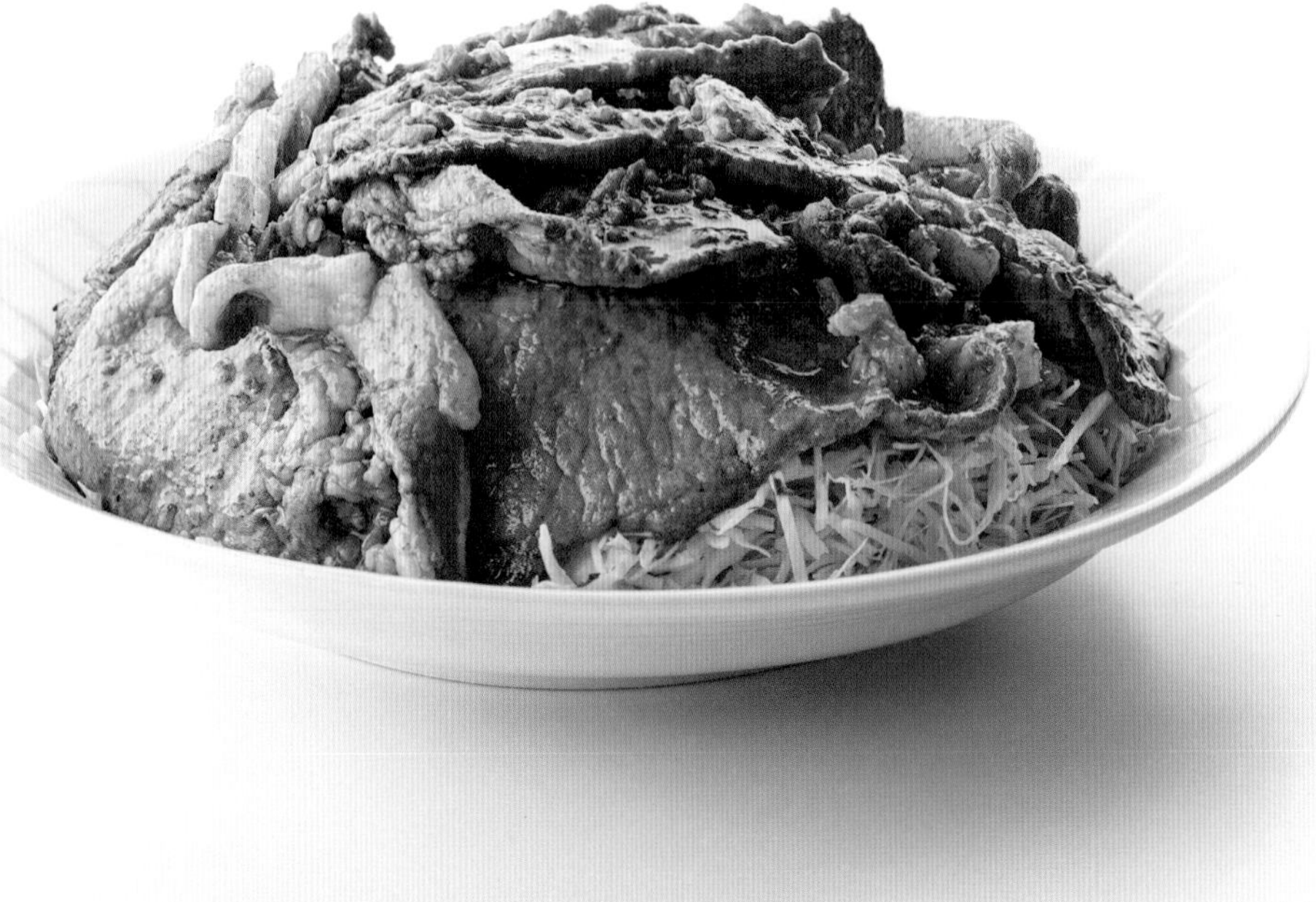

麹のおかげでカリッと香ばしい

麹マリネのポークジンジャー　山盛りキャベツと

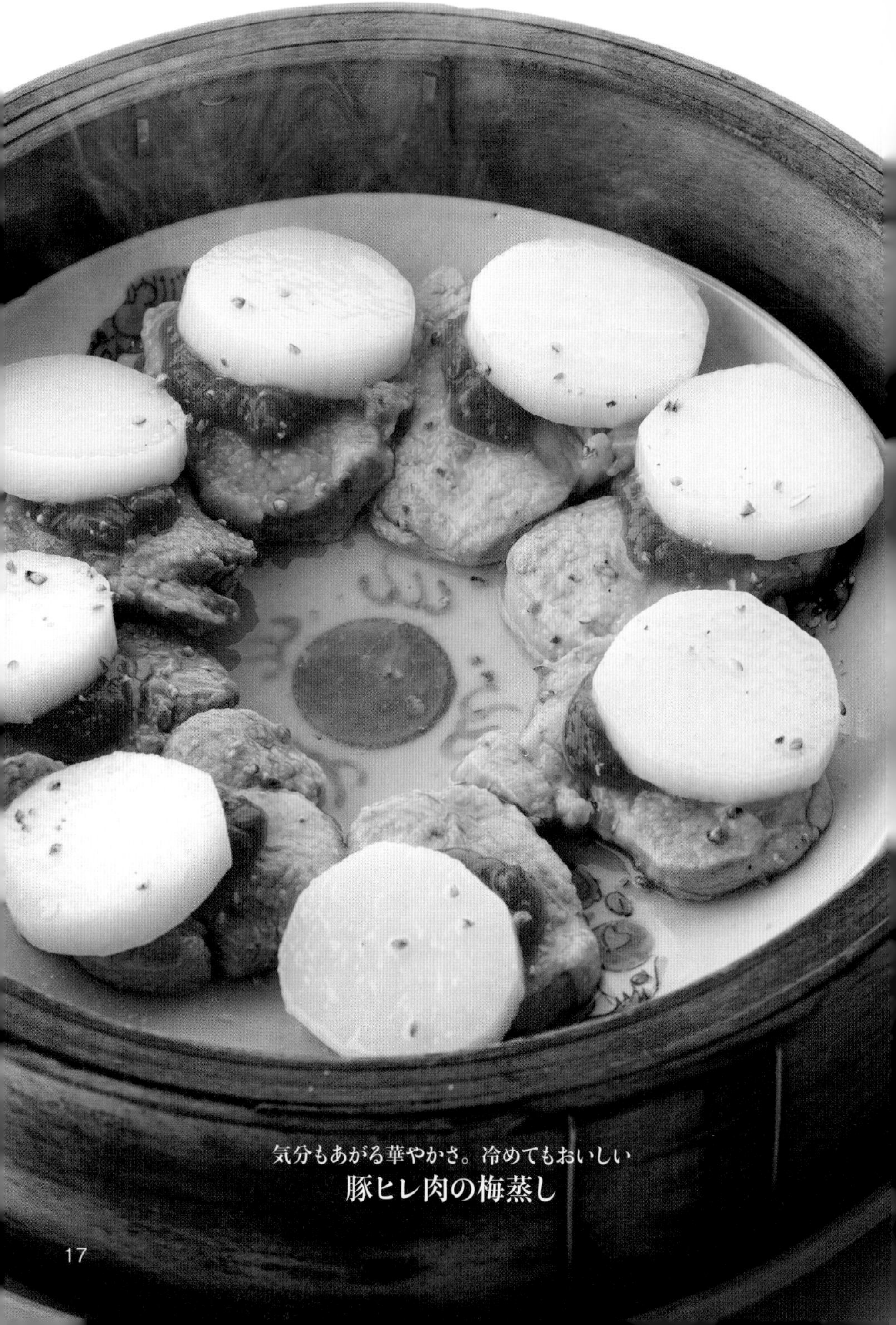

気分もあがる華やかさ。冷めてもおいしい

豚ヒレ肉の梅蒸し

麹マリネのポークジンジャー 山盛りキャベツと

麹の力で肉がやわらかくなっているので、裏返すときは丁寧に返すこと。
煮つまりすぎるようなら、酒を加えて少しゆるめてください。

材料（2人分）

豚肩ロース（厚さ7㎜／脂の部分に
かくし包丁を4〜5か所入れる）……400g

A
- 生麹……大さじ1½
- しょうがのすりおろし……大さじ1
- しょうゆ……大さじ3
- 酒……大さじ3
- みりん……大さじ1
- 黒こしょう……少々

キャベツ……½玉
パセリの葉……1茎分
ごま油……大さじ1

マヨネーズ……大さじ2

B
- Aの残り……適量
- 酒……少々

作り方

1 Aを合わせ豚肉を15〜30分つける。キャベツは芯を除き縦半分に切り、3枚を重ね、パセリの葉先2〜3個をはさみ、ゆるく巻いて押さえ、細いせん切りにしてペーパータオルに包み、冷蔵庫に入れ、ぱりっとさせる。

2 フライパンにごま油を中火で熱し、豚肉を1枚ずつ並べ、両面が焼けたら取り出す。すべて焼けたら肉をフライパンに戻し、Bを加えて肉にからめる。器に1のキャベツを小山に盛り、上にキャベツが見えなくなるように豚肉を盛りつける。肉の余熱でしんなりしたキャベツを巻いていただく。丼にしてもグッド！

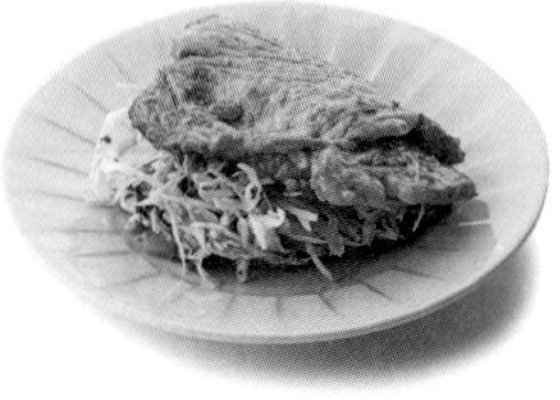

キャベツは豚肉で巻くことで、しんなりするだけでなく、甘みも立ってきて、よりおいしくいただける。

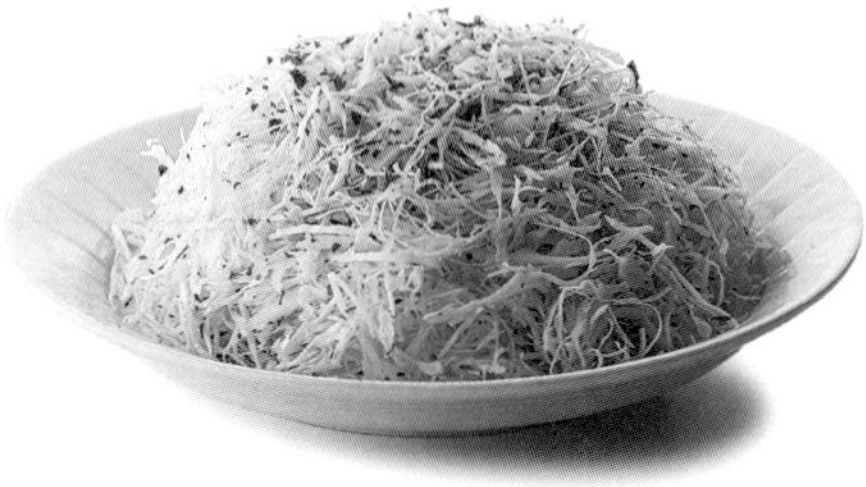

キャベツを切る際、色味となるパセリも巻き込んで切ると、一挙両得。きれいにちりばめられる。

豚ヒレ肉の梅蒸し

のっけて蒸すだけのシンプルさですが、見ばえもいいのでおもてなしにも。
残ったら、ザクザク切って、青菜とあえたりいためたりしてもよし。

材料（2人分）

豚ヒレ肉（厚さ1.5cmに切って、
　手のひらで押さえる）……300g

A ┌ 紹興酒……大さじ2
　└ 塩、白こしょう……各少々

B ┌ 梅干しの果肉（包丁でたたく）……大さじ1½
　└ 酒……大さじ1

長芋（厚さ1.5cmの輪切り）……250g

作り方

1 豚肉とAを合わせ15分おく。

2 **1**を平皿に並べ、強火で熱した蒸し器に入れて7分蒸し、Bを小さじ半分ぐらいずつ、豚肉にのせ、10分蒸す。長芋をそれぞれの上に置き、さらに3〜4分蒸す。長芋の火の通り具合はお好みで。冷めてもおいしい。

＊蒸しすぎ注意。
＊梅パワーで肉がやわらかくなる。
＊白こしょうをきかせて。

毎日食べたい、ヘルシー系助っ人。

鶏むね肉

筋肉のためには鶏肉。最近はもう定説になりました。運動をしている方はとくに鶏のたんぱく質がいいといいますが、鶏の脂には悪玉コレステロールも含まれるので、脂は上手に落としてから。とくに私は鶏肉があまり好きでないので、脂は丁寧に取り除きます。また皮はパリッと焼いて脂を落とします。

　コンビニのサラダチキンがブームになって、手軽

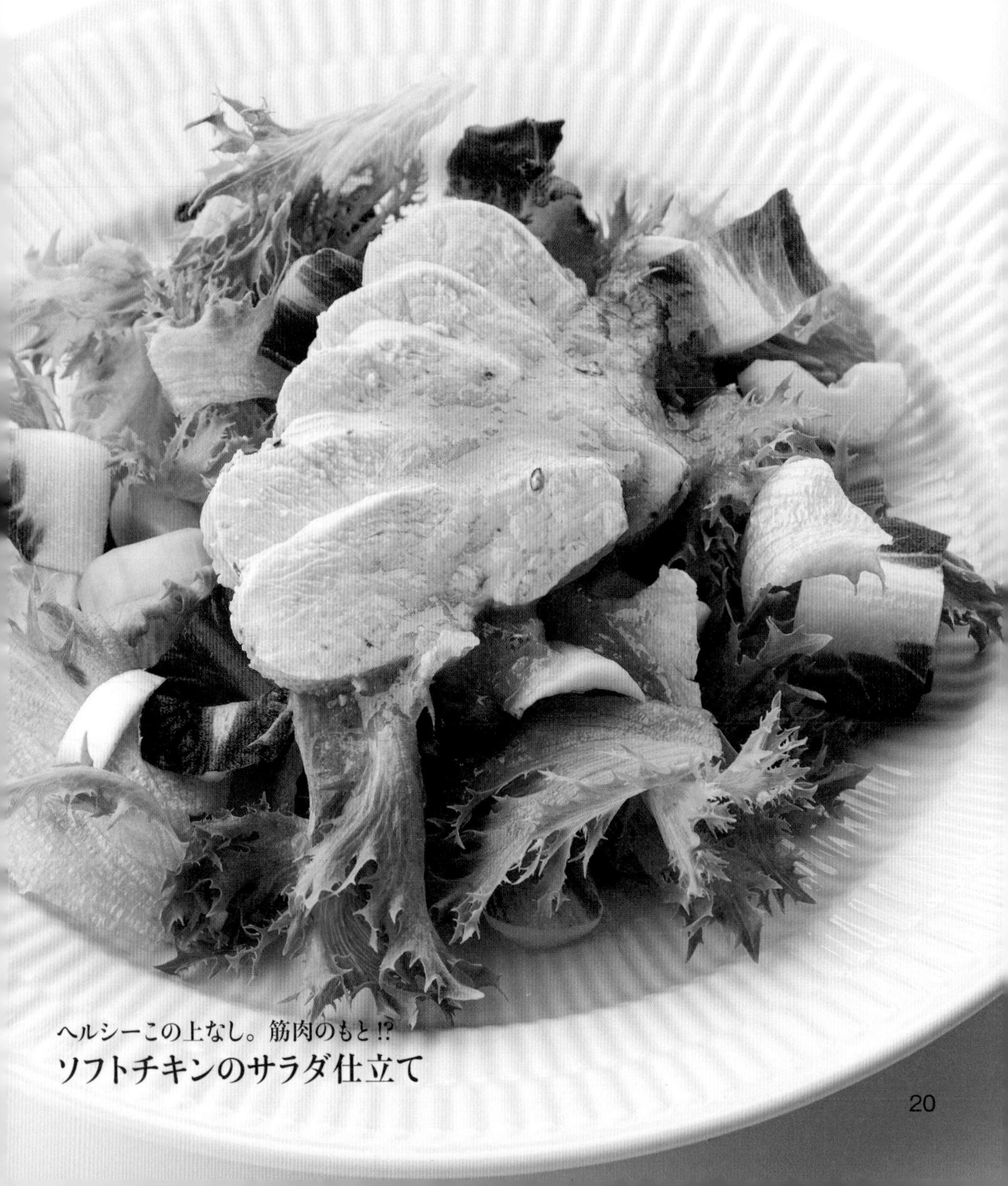

ヘルシーこの上なし。筋肉のもと!?

ソフトチキンのサラダ仕立て

に手に入るようになったのですが、自家製ならば安心安全と思ってトライしてみたところ、真空&低温調理で思いのほか、うまくできるようになりました。

　粉をふって焼いてもよし、衣をつけて揚げてもよし。和風味と洋風味を作っておいて、冷蔵庫に〝貯金〟しておけば、素材として重宝します。

　きちっと真空になっていれば、冷蔵庫で1週間、冷凍庫なら1か月ほど。熱を入れてから冷凍もできるので便利です。

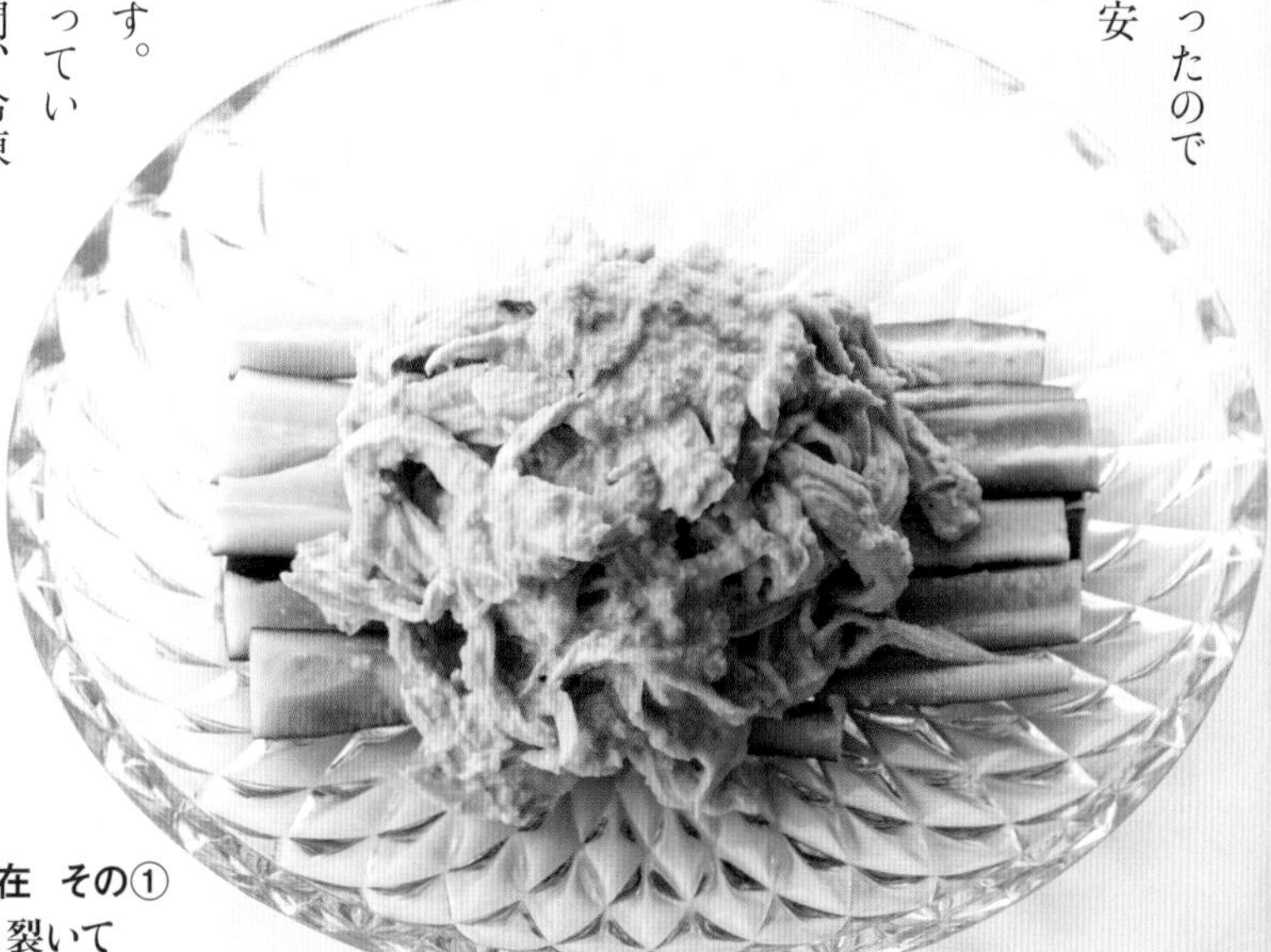

応用自在　その①
細く裂いて
ソフトチキンの棒棒鶏

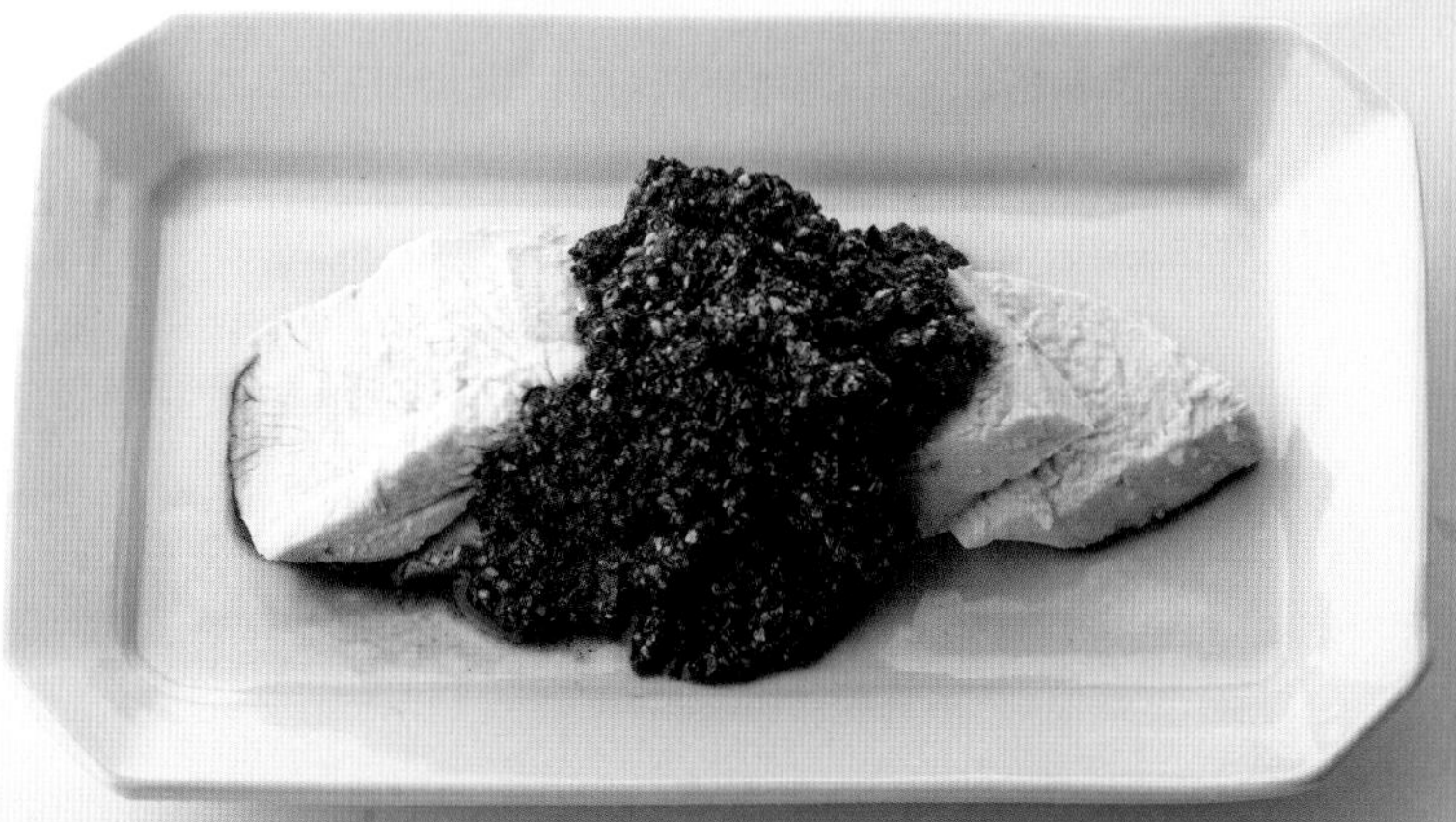

応用自在　その②
そのままいただく
ソフトチキンのごま酢あえ

ソフトチキンのサラダ仕立て

薄く切ったりダイス状に切ったりして
あり合わせの野菜とサラダに。
ドレッシングは、アクセントに
ナンプラーを加えました。

材料(作りやすい分量)

チキンの真空マリネ(洋風)……1枚
好みの野菜(きゅうり、アンディーブ、レタスなど)……適量

A
- 玉ねぎのすりおろし……大さじ2
- 白ワインビネガー……大さじ2
- (玉ねぎに混ぜ、5分おく)

B
- オリーブ油……大さじ3
- ナンプラー……大さじ1
- 白こしょう……適量

作り方

1 チキンを真空パックのまま60〜70℃のたっぷりとした湯に入れ、ふたをかぶせて温度を保ちながら30〜40分かけてゆっくり熱を入れる。厚さ5㎜のそぎ切りにする。

2 好みの野菜は水気を取る。Aを混ぜ合わせて5分おいてから、Bを加えて混ぜ合わせドレッシングを作る。器に野菜を盛り、ソフトチキンをのせ、ドレッシングをかける。

チキンの真空マリネ、和洋風

世の中、ソフトチキンが大ブーム。
ダイエットにもなるので、鶏むね肉で
作ってみたら、応用自在の食材に。
"冷蔵庫貯金"しておくと重宝します。

材料(作りやすい分量)

和風
- 鶏むね肉(皮と余分な脂を取り除く)……1枚(約250g)
- 塩……少々
- 酒……大さじ2
- しょうがの薄切り……6〜8枚

洋風
- 鶏むね肉(皮と余分な脂を取り除く)……1枚(約250g)
- 塩……小さじ½
- 白ワイン……大さじ2
- にんにくのすりおろし……小さじ⅓
- ローズマリー……2茎

作り方

和風と洋風の作り方は同じ。真空用の袋に材料をすべて入れ、真空にする。冷蔵で約1週間、冷凍で約1か月保存可能。真空にできない場合は、なるべく空気を抜いてから密閉する。

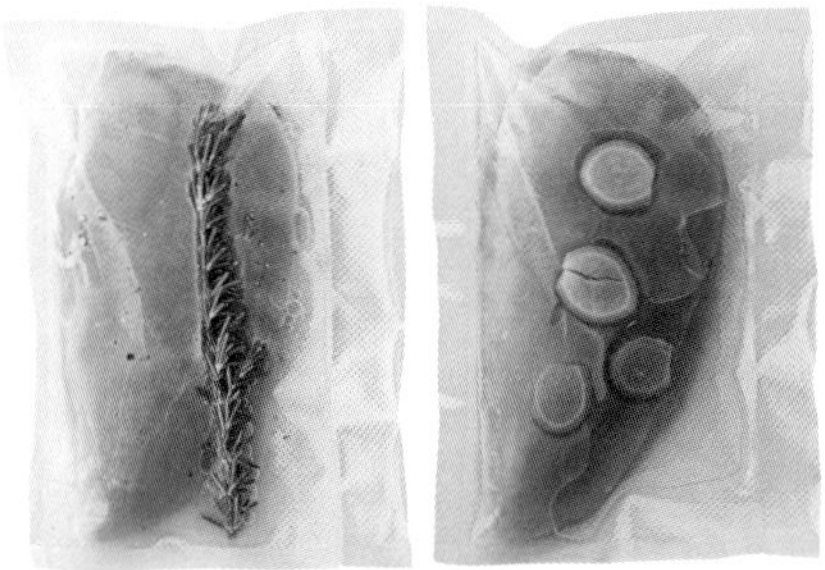

和風バージョンはしょうがの薄切り(右)を、洋風にはにんにくと白ワインで(左)風味を加えて"冷蔵庫貯金"(ストック)に。

ソフトチキンの
ごま酢あえ

黒ごまたっぷり、黒酢をきかせた
濃厚あえ衣をソフトチキンにとろり。
前菜にもメインにもなる一品。
シンプルながら味わい深い。

材料（ソフトチキン1枚分）

チキンの真空マリネ（和風）……1枚

A
- 黒ごま……¼カップ（すり鉢で半ずり）
- 柚子こしょう……小さじ1
- 黒酢（米酢でも）……大さじ1½
- だし汁……大さじ2
- うす口しょうゆ……大さじ½

作り方

1 チキンを真空パックのまま60～70℃のたっぷりとした湯に入れ、ふたをかぶせて30～40分かけて温度を保ちながらゆっくり熱を入れる。粗熱が取れたら、厚さ7㎜の薄切りにする。器に盛り、混ぜ合わせたAをかける。

ソフトチキンの棒棒鶏

ソフトチキンを切るのではなく、
細く裂いて食べやすくしました。
きゅうりとの相性もぴったり。
お好みでピリ辛だれにしても。

材料（ソフトチキン1枚分）

チキンの真空マリネ（和風）……1枚

きゅうり（種を取り除き、たたいて長さ4㎝に切る）……2本分

A
- 白練りごま……大さじ2
- だし汁……大さじ4
- 米酢……大さじ2
- 三温糖……大さじ½
- うす口しょうゆ……大さじ½

作り方

1 チキンを真空パックのまま60～70℃のたっぷりとした湯に入れ、ふたをかぶせて温度を保ちながら30～40分かけてゆっくり熱を入れる。粗熱が取れたら、手で裂く。

2 器にきゅうり、ソフトチキンの順に盛り、混ぜ合わせたAをかける。

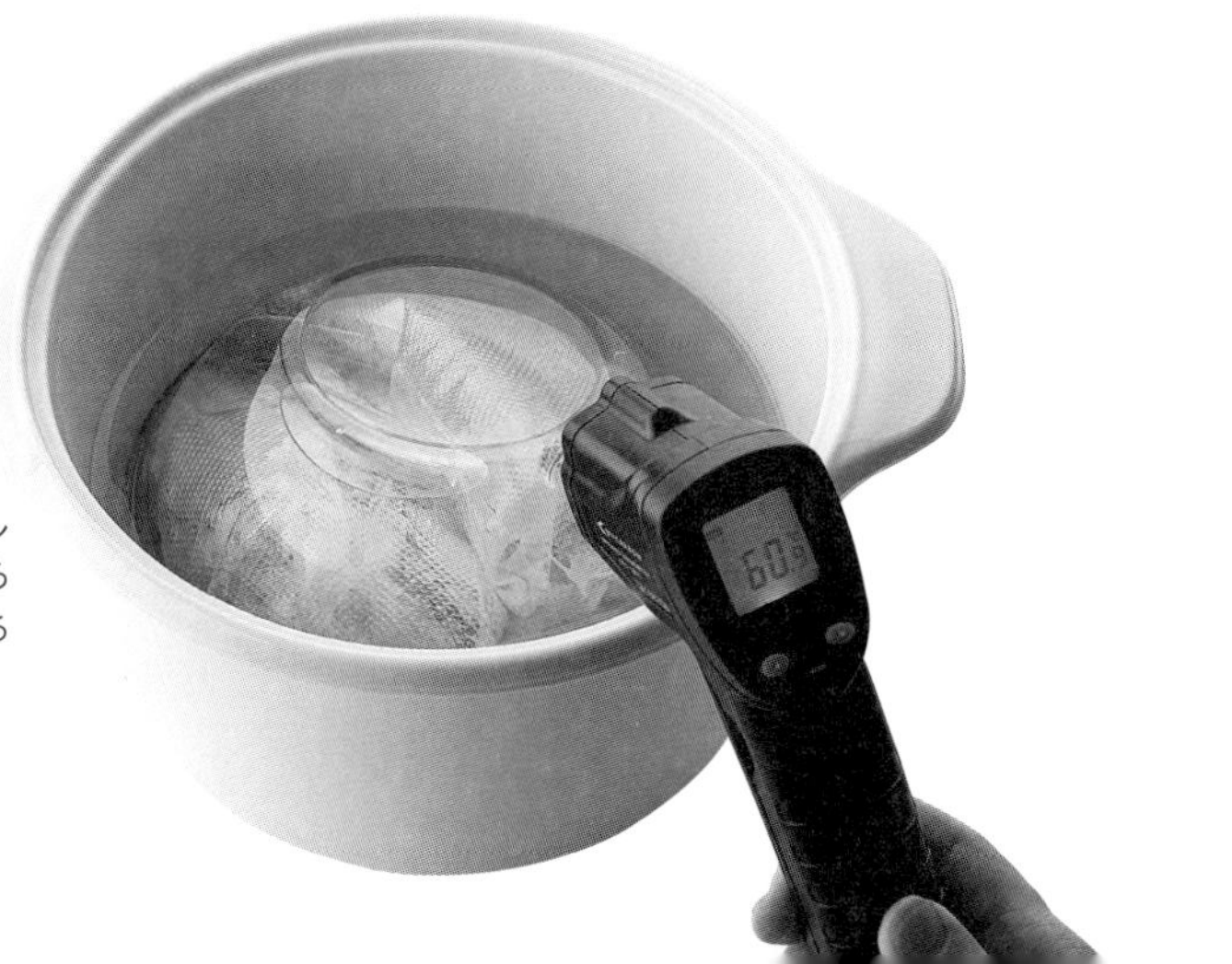

ガラスのボウルをふせて真空にしたら、ふたをして、60～70℃くらいの温度を保つ。できれば、きちんと温度をチェック。

変幻自在の
心強いご飯のおとも。

鮭

思いのほか、優秀な食材だなと再認識したのが鮭。肉類同様、必須アミノ酸をバランスよく含む良質なたんぱく源です。昔から、鮭は体を温めるといわれてきましたが、おなかの冷えにも有効で、消化を助ける上、血の巡りをよくする働きもあるそうです。カルシウムの吸収を高めるビタミンＤも豊富ですし、鮭の脂にはＤＨＡやＥＰＡなど、65歳オーバーの方に必要な栄養素がたくさん含まれているので、毎日でもとりたいくらいです。

日本人はきっと、DNA的に塩鮭が好みだと思いますが、どうし

自家製ならば、塩分控えめ

鮭フレーク丼
ししとういためと大根おろし

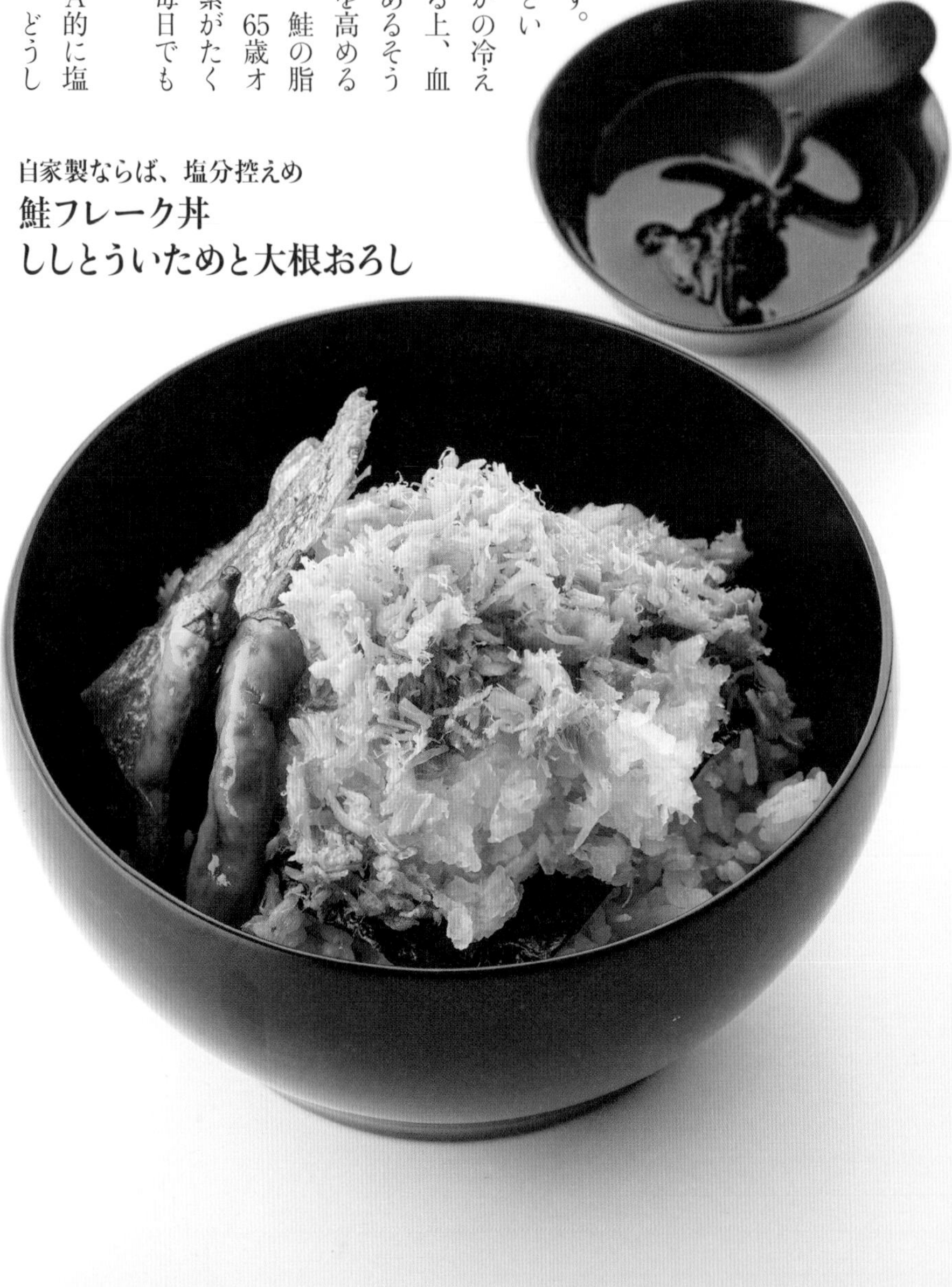

ても塩分が多くなりがち。脂ののった鮭を求めて、自分で塩をして塩鮭風なものを作っておくと、グリルでもいいし、ソテーにしてもいいし、揚げてもいい。応用がききますし、野菜をたっぷり添えれば、炭水化物に手をのばさなくてもすむのではないかと思います。

何度も作るうちに、塩の加減がわかってきます。けっこう、塩鮭作りが上手になって、最近は塩鮭を買うことがなくなりました。自家製のなんちゃって塩鮭、おすすめです。

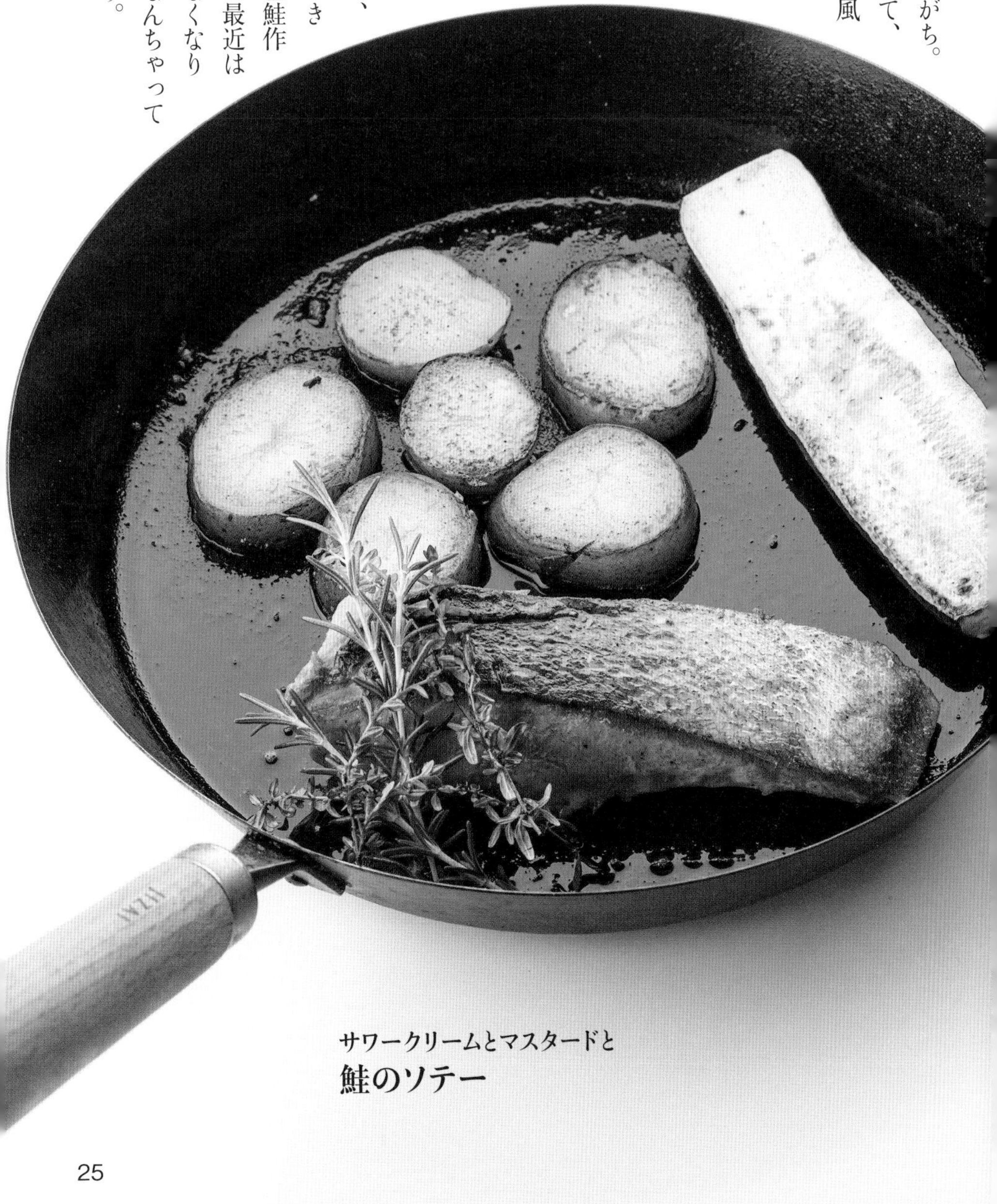

サワークリームとマスタードと
鮭のソテー

塩鮭フレーク 真空バージョン

塩鮭で作るのではなく、生鮭に塩をすり込んで作ります。
塩分を加減して抑えることができるのがメリット。
焼いたあと、余分な脂はペーパータオルで拭き取ります。

作り方

1 生鮭（腹身）1切れに重量の5％の塩をすりこみ、真空用の袋に入れて真空にし、冷蔵庫で一晩おく。冷凍も可能。真空にできない場合は、なるべく空気を抜いてから密閉する。

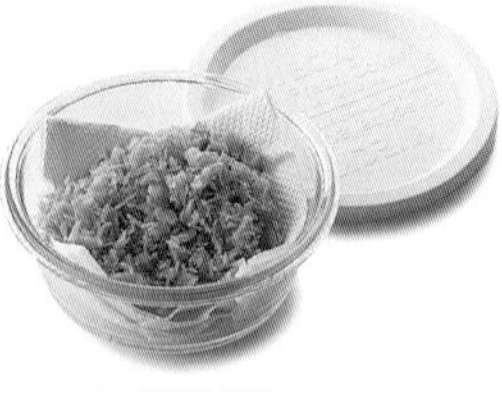

2 中火でこんがり焼き、室温くらいまで冷めたら、皮を取りおき、身をほぐしておく。ペーパータオルを敷いた密封容器で約1週間冷蔵保存可能。冷凍保存なら約1か月。

鮭フレーク丼 ししとう炒めと大根おろし

たっぷりの鮭フレークだけでなく、しっかり焼いた皮も
一緒にのっけて。大根おろしもたっぷりと。
色味に添えるししとうは、ご飯になじむ甘辛味に。

作り方

1 ししとう2本はへた部分を1㎝残し、全体にようじで穴をあけ、ごま油でいため、しょうゆとみりんをからめておく。

2 器にご飯を盛り、鮭フレークと半分に切った皮、ししとうをのせ、水気を軽く切った大根おろし1/4カップほどをのせ、あればp.34のしいたけしょうゆを少量かける。

鮭のソテー

鮭は栄養的にも優れているので、薄い切り身なら、一人2枚くらい食べてほしい。
皮目はしっかり焼きつけること。これ、大事です。

材料（作りやすい分量）

鮭（腹身）……2切れ
じゃがいも（メークイン／皮ごとゆで、
横に厚さ2㎝に切る）……1個
ズッキーニ（縦半分に切る）……1本分
ソース
- サワークリーム……½カップ
- フレンチマスタード……小さじ1
- 白ワイン……大さじ2

オリーブ油……大さじ2

作り方

1 鮭に重量の3％の塩（分量外）を全体にふり、真空用の袋に入れて真空にし、冷蔵庫に一晩おく。冷凍も可能。

2 大きめのフライパンにオリーブ油を中火で熱し、鮭を皮目から焼く。じゃがいもを並べ、2〜3分後にズッキーニも加えて焼き、白ワインを加えてふたをし、3分たったら上下を返す。ふたを取って3分焼く。ペーパータオルにとり、油をきっておく。

3 2のフライパンにソースの材料を入れ火にかけ、混ぜ合わせる。2の鮭1切れ、ズッキーニ½本分、じゃがいもを器に盛り、鮭にソースをかけていただく。

〈翌日のお楽しみ〉

鮭の焼きびたし

鮭と野菜を焼く際、少し多めに焼いて漬け込んでおくと、
漬け汁の味がじんわりしみ込んで、深みのある味わいに。

作り方

漬け汁を作る。だし1カップに酒大さじ2、米酢大さじ1を煮立て、うす口しょうゆ大さじ1を混ぜ合わせ、密閉容器に注ぎ、ソテーした鮭1切れとズッキーニ½本分を漬けて冷蔵庫に。1〜2日後が食べごろ。

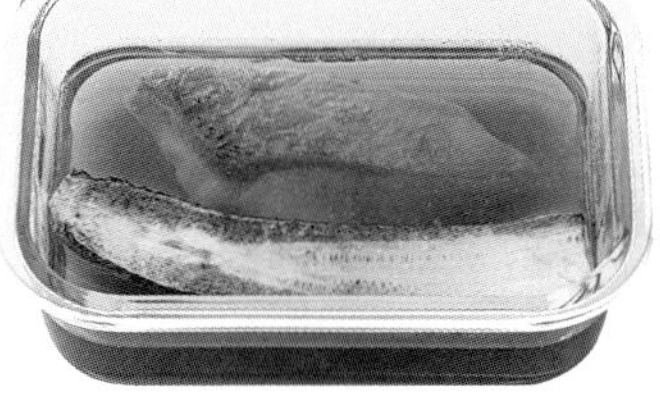

肉に負けない濃厚なうまみ。

まぐろ

まぐろも良質なたんぱく源です。まぐろといっても大間のまぐろとか、高級なものを食べてほしいと言っているわけではありません。いろんなまぐろがありますから。最近は養殖技術も進んでいますし、めじもかじきも、まぐろです。火を通すなら、お手頃なお値段のもので充分。たまのお刺身は、やっぱり本まぐろがいいと思われたら、それは、お好みで。

お惣菜ならば、刺身用をたたいて香味野菜を合わせてタルタルにしてもいいし、カツやソテーもいいと思います。安いときに少し多めに求めて、真空パックを上手に使えば、冷凍も可能です。

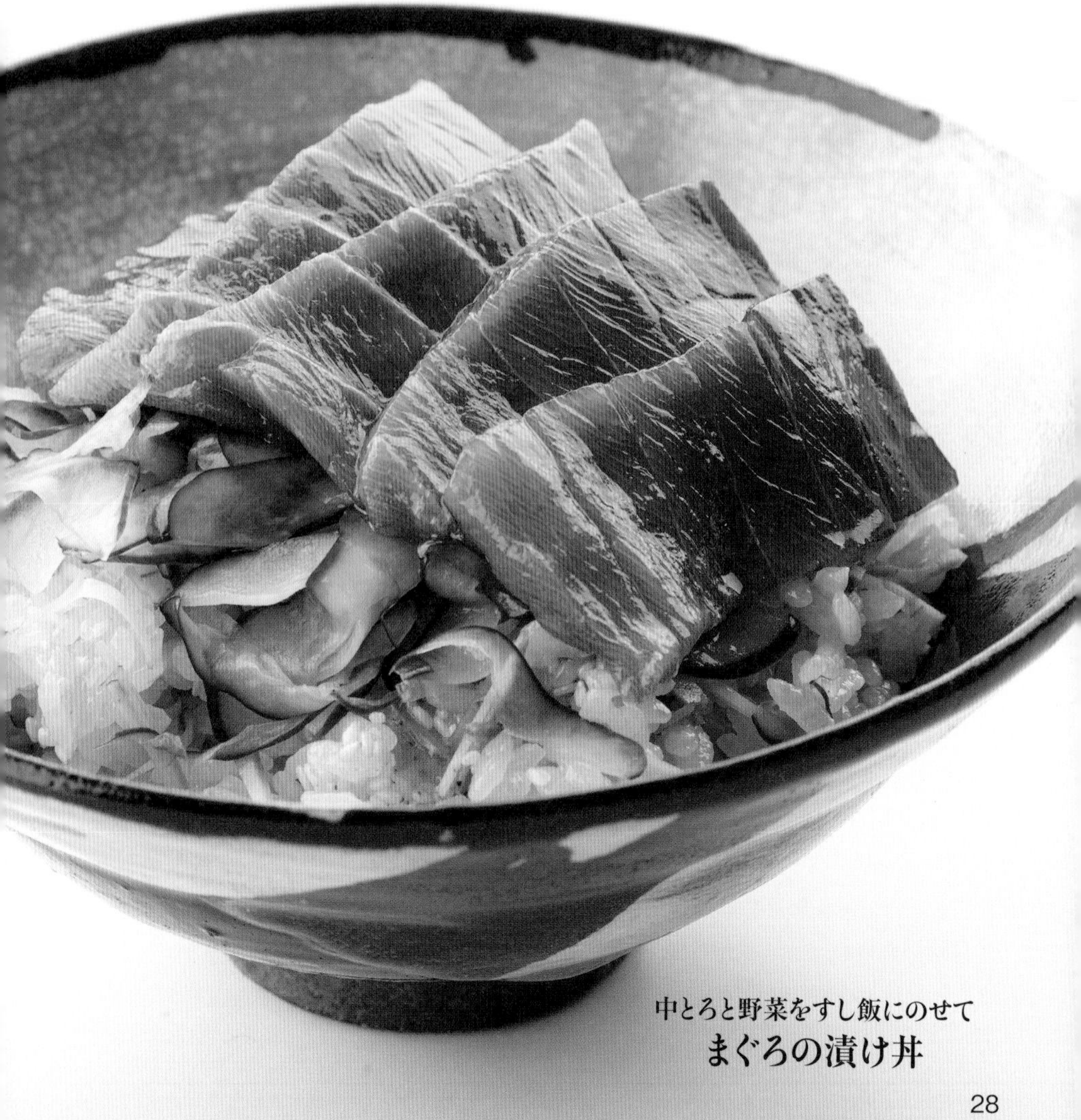

中とろと野菜をすし飯にのせて

まぐろの漬け丼

衣はクラッカーで軽やかに

ツナカツ

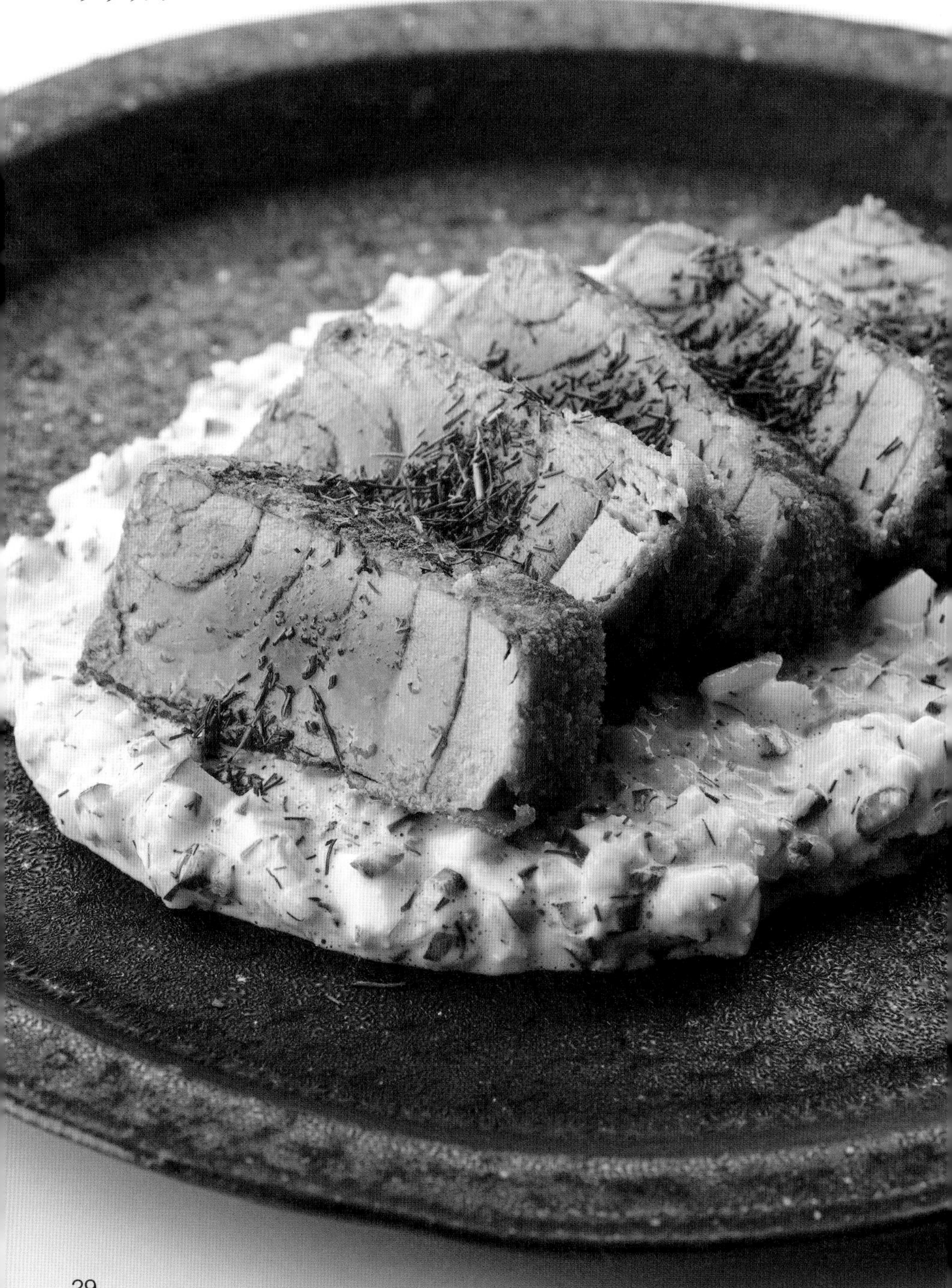

まぐろの漬け丼

野菜と一緒が新しい。知らず知らず、野菜もとれる丼です。
すし飯は次の日、炒飯にしたり、むすんで焼きおにぎりにしても。

材料（2人分）

まぐろ中とろ（刺身用の柵／厚さ1㎝のそぎ切り）……120g

A
- 酒……¼カップ
- みりん……大さじ2
- しょうゆ……大さじ3

米（といでおく）……1カップ

酒……大さじ2

昆布……長さ2㎝

B
- 米酢……¼カップ強
- 塩……小さじ½
- 三温糖……大さじ1

白ごま……大さじ1

生わさび（皮をこそげて輪切りにしてからせん切り）……大さじ1½

きゅうり（種を取り除き縦半分に切って薄切り）……1本分

作り方

1 Aを混ぜ合わせ、煮立ててから冷ましておく。まぐろをAに漬け、1時間おく。米を水1カップに10分浸水し、水きりして15分おき、昆布を合わせて炊き、10分蒸らす。

2 飯台をぬらし、1のご飯を小山に盛り、混ぜたBを回しかけ、切るように混ぜ合わせる。うちわであおぎ、粗熱が飛んだら、白ごまを合わせる。わさびは薄く塩をして（分量外）、湯をかけて、水気をきり、酢飯に散らす。

3 きゅうりは6％の塩水に15分つけて、水気を絞る。2を器に盛り、1の漬けだれを少しかけ、きゅうりをのせ1のまぐろを並べる。

ツナカツ

まぐろは、刺身で食べられる鮮度なので、揚げすぎないように。
真ん中が赤いくらいがベスト。サラダ代わりの野菜たっぷりタルタルを添えて。

材料（3人分）

まぐろ（赤身）……100g

A
- 塩……小さじ½
- にんにくのすりおろし……小さじ½
- オリーブ油……大さじ1
- 酒……大さじ1
- タイム……1茎

薄力粉……適宜
とき卵……1個分
クラッカー（砕く）……4〜5枚
米油……適量
タルタルソース

B
- ゆで卵（かためな半熟／白身は粗みじん切り）……1個分
- 玉ねぎ（みじん切り。水にさらして絞る）……大さじ3
- コルニション（みじん切り）……大さじ1
- 赤ピーマン（種、わたを取り除きみじん切り。ペーパータオルで水気をおさえる）……1個
- きゅうり（種を取り除きみじん切り）……1本分
- ディル（葉をみじん切り）……大さじ2
- マヨネーズ……大さじ3
- ナンプラー……大さじ½
- 白こしょう、塩……各少々

作り方

1 まぐろにAをすり込み、15〜30分おく。茶こしなどで薄力粉をまぐろにふり、とき卵、クラッカーを押さえるようにしてつける。

2 米油を170℃に熱し、まぐろを3〜4分（ミディアム程度）揚げる。Bを混ぜ合わせ、器に盛り、食べやすく切ったツナカツをのせる。

使い道が無限に広がる。

干ししいたけは水につけてもどさず、水を少しかけて、軸がはずせるぐらいまで30分くらいおく。煮物に使うときはそのまま使い、後で軸をはずす。

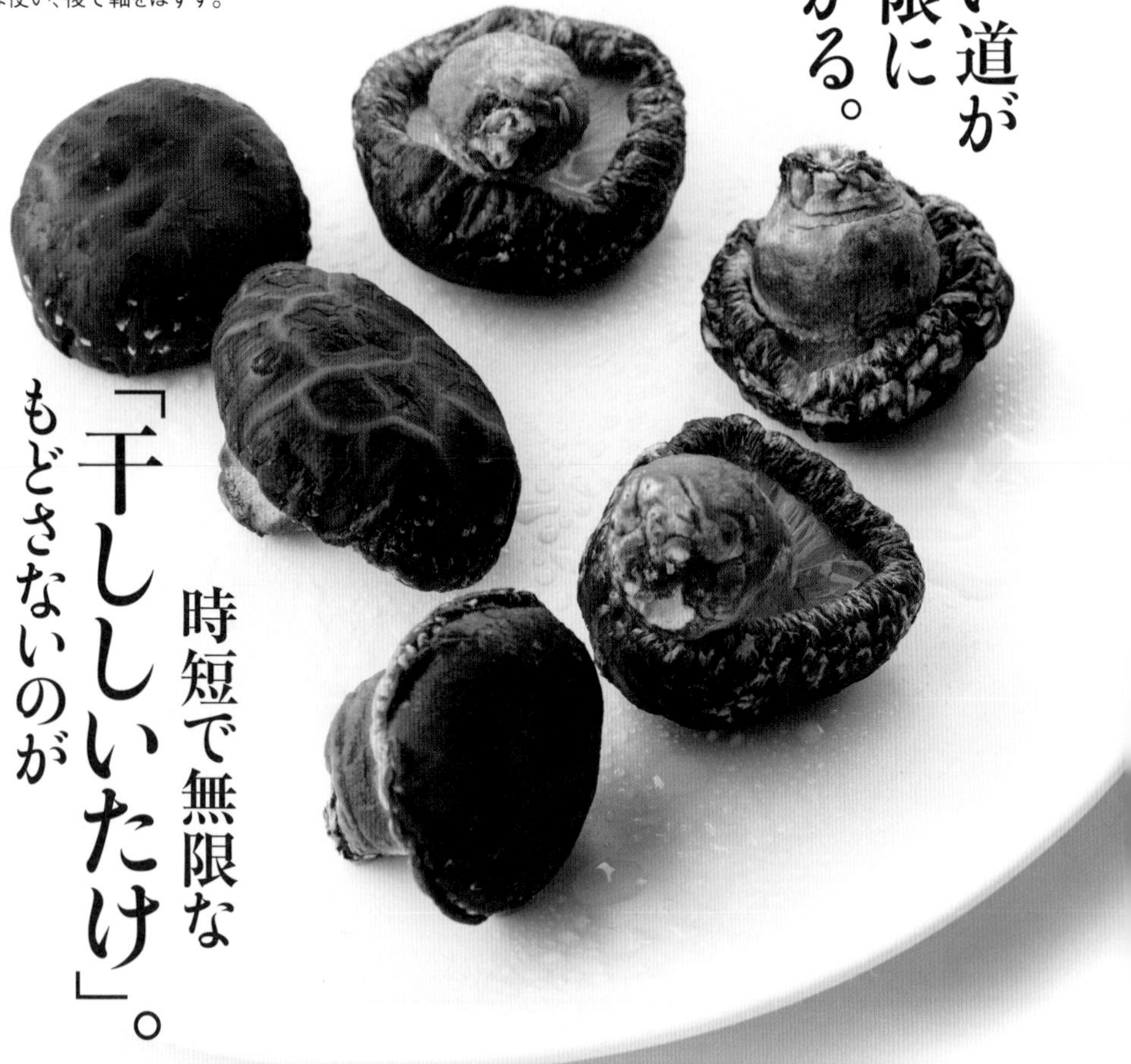

時短で無限な「干ししいたけ」。もどさないのがポイント。

生のしいたけよりも力強いのが干ししいたけ。しいたけに含まれるエルゴステロールという成分は、紫外線に当たることでビタミンD_2に変化します。その量は生の約8倍以上とか。ビタミンDはカルシウムの吸収率を高めるため、骨を丈夫にする働きがあって、骨粗鬆症の予防効果も期待できそうです。

私は干ししいたけは嫌いなものの一つでした。というのも、水でもどすとでろでろになる、あの感じが苦手で。あるとき、軽くもどした状態で食べたところ、けっこういける！　ドライの状態でシチューに入れれば、味が出るし、ぐっとおいしくなる。そこからマイブームが始まって、軽く水をかけるだけで幅広い料理に気軽に使えるようになりました。

しいたけと根菜の煮物

ふっくらもどすというセオリーに革命。湿らせただけなのにリッチなうまみ。思いついたらもどし時間なしで、すぐにしいたけの煮物が作れます。

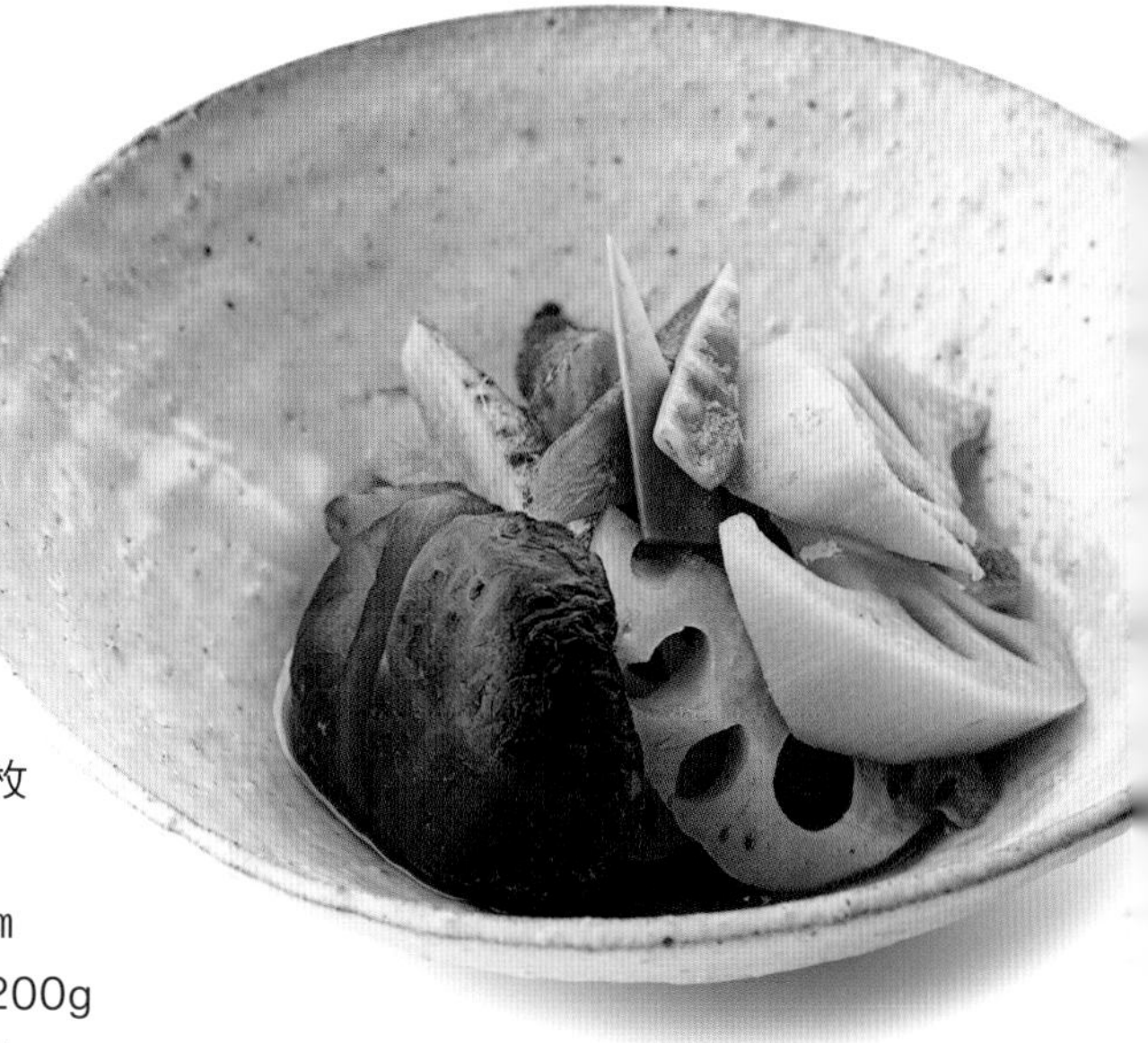

材料(3〜4人分)

干ししいたけ
（水で湿らせたもの）……4枚
ごぼう（皮ごと縦半分に切り、一口大の乱切り）……30㎝
蓮根（一口大の乱切り）……200g
※ごぼう、蓮根は水にさらさない。
絹さや（斜め半分に切り、さっとゆでる）……5枚分
A ┌ 水……1カップ
　└ 酒……¼カップ
三温糖……大さじ1½
うす口しょうゆ……大さじ1〜1½

作り方

1 土鍋にAを入れ、干ししいたけを加え、中火にかける。沸いたら、ごぼう、蓮根を入れ、三温糖を加えて、紙ぶたをして10分煮る。

2 火を止めてしいたけを取り出し、軸を切る。2枚を一口大のそぎ切りにし、残り2枚も鍋に戻し、粗熱が取れるまでおく。再度火にかけ沸いたら味をみて、うす口しょうゆで調味する。器に煮物を盛り、絹さやをあしらう。

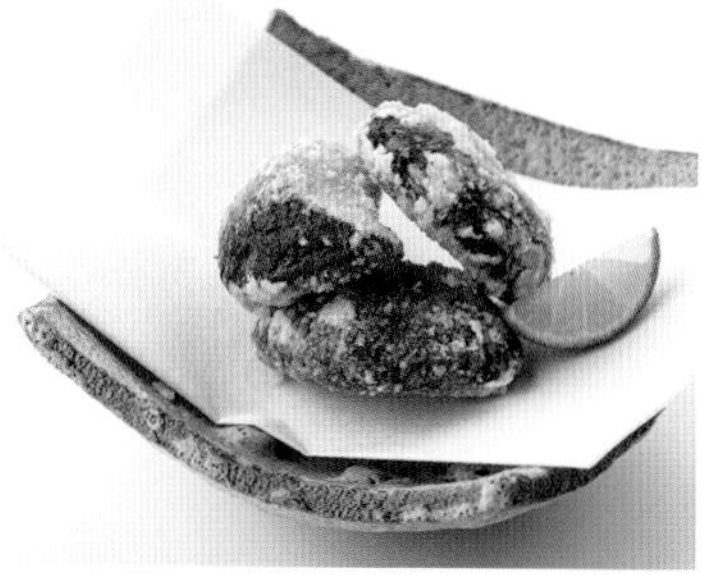

しいたけの煮物で唐揚げ

味がしみているのでたくさん作って唐揚げにするのもおすすめ。

煮物のしいたけをペーパータオルにふせて、水気を取り、片栗粉をつけて、170℃の米油で3〜4分揚げて、すだちをそえる。

しいたけのふりかけとしいたけしょうゆ

干ししいたけは、そのうまみを引き出すために使うので、極端にいえば、肉たたきでバンとたたいて細かくしても大丈夫。いいうまみが出てきます。

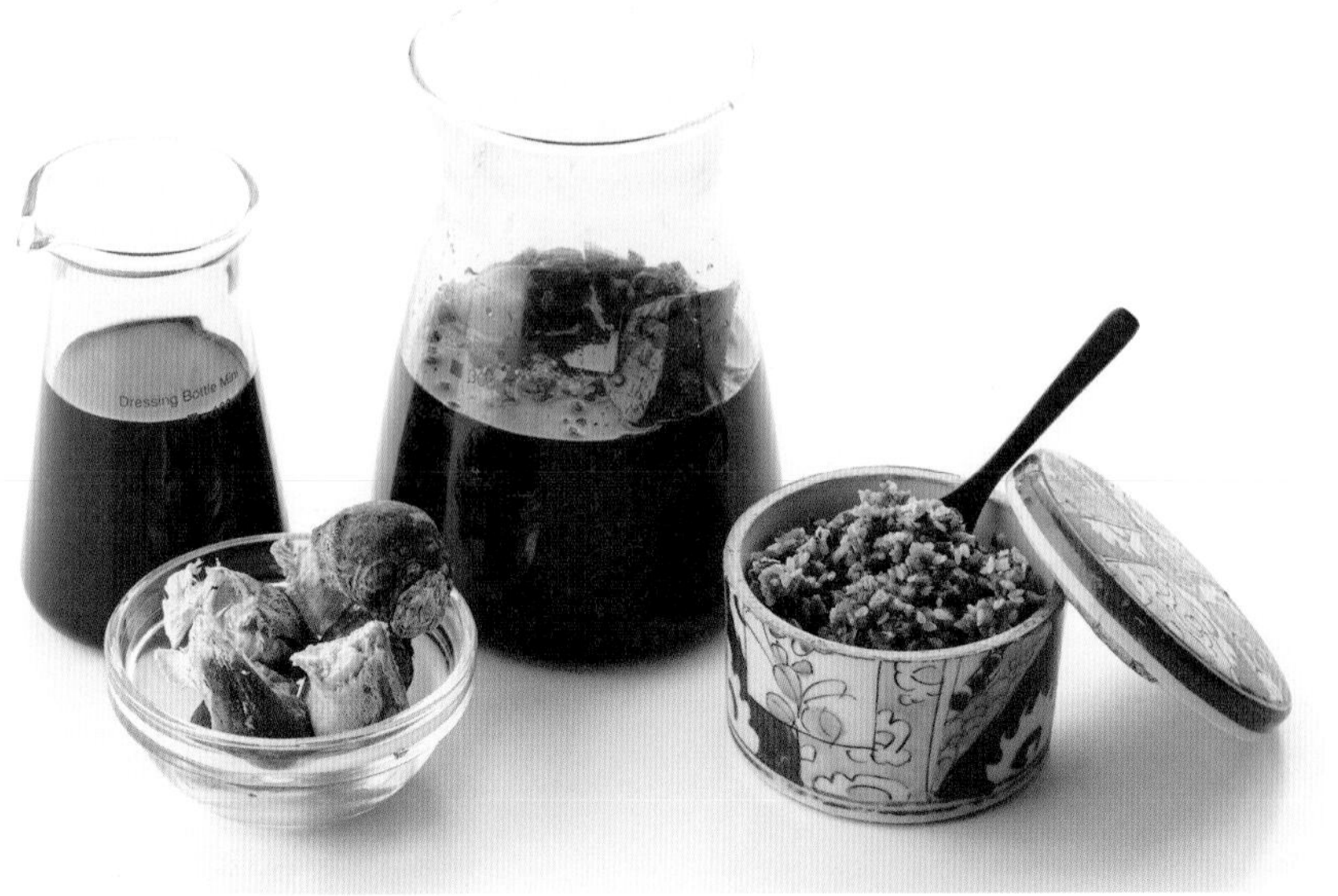

材料（作りやすい分量）

干ししいたけ
（水で湿らせたもの）……4枚
しょうゆ……2カップ
A
- 水……½カップ
- 酒……¼カップ
- しょうがのみじん切り……大さじ1

みりん……大さじ1
削り節……½カップ
塩……小さじ½
しょうゆ……大さじ1

作り方

1 しいたけしょうゆを作る。軸を切って、保存びんに入れたしょうゆに漬けて冷蔵庫で保存。2週間ほどでしいたけの風味が移るので、いため物、かけしょうゆとして料理に。

2 ふりかけを作る。軸をはずしたしいたけを粗みじん切りにする。鍋にAを入れ、しいたけを加えて弱火にかけ、みりんを加え、汁気がなくなるまで煮る。味をみて塩、しょうゆを加えていりつける。

3 2をペーパータオルに広げて、室温になったら密封容器に入れ、冷蔵、または冷凍保存する。ご飯に、青菜のゆでたものに、ごま油などであえたり、サラダのトッピング、湯豆腐などにも。

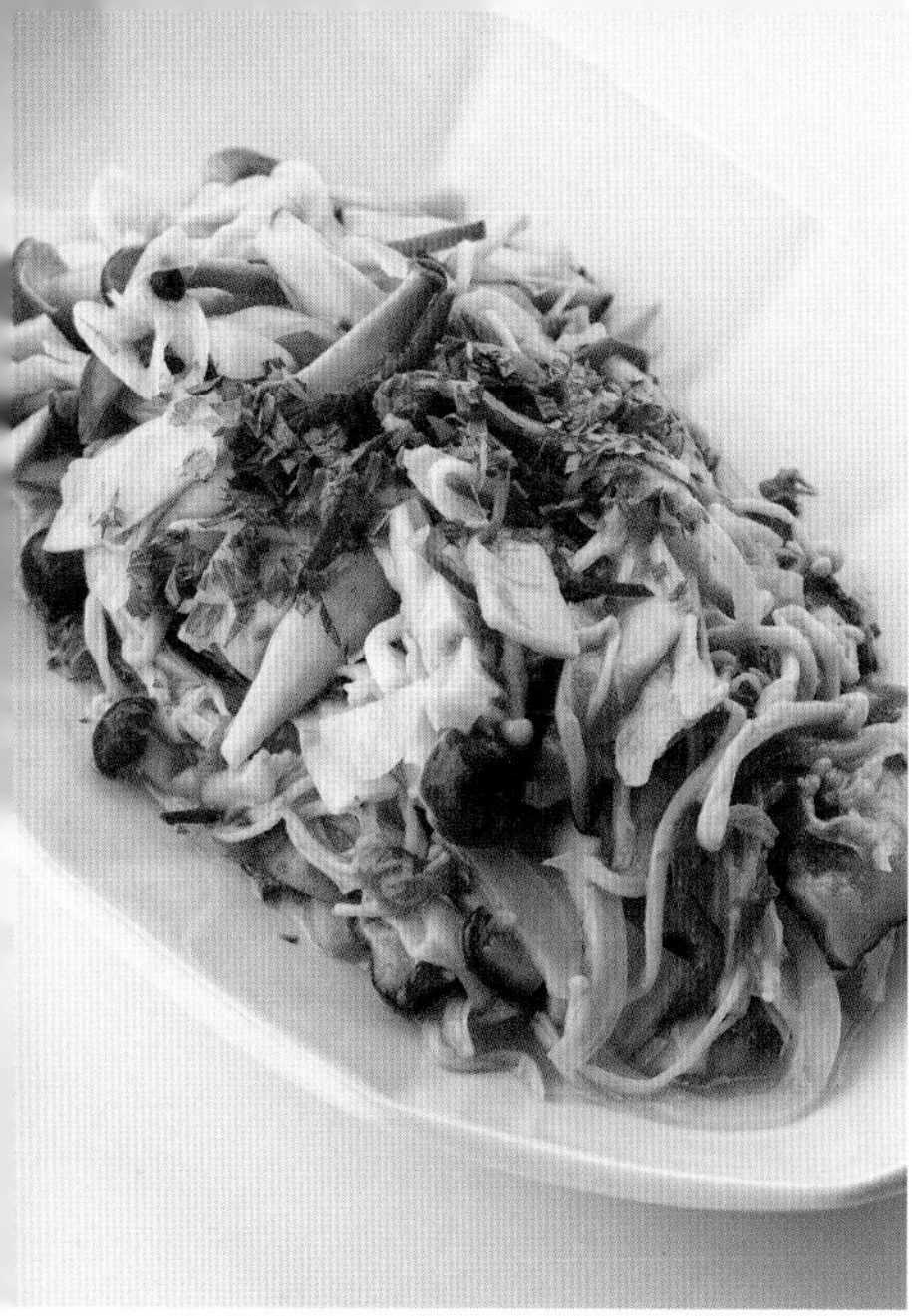

きのこのイタリアンマリネ

干ししいたけを中心に、フレッシュなきのこを合わせてマリネに。シャキシャキの食感が楽しい。たくさん作って、おつまみにパスタに。

材料（作りやすい分量）

干ししいたけ（水で湿らせたもの／
　軸を取り、薄切り）……2枚
しめじ、えのき、まいたけ（すべてほぐす）……1パック
エリンギ（長さ4㎝×幅1.5㎝の薄切り）……2本
白ワイン……大さじ3

A
- オリーブ油……½カップ
- にんにく（みじん切り）……大さじ1

B
- アンチョビ（みじん切り）……大さじ1
- セミドライトマト（せん切り）……大さじ1
- フレンチマスタード……大さじ1

C
- 玉ねぎ（繊維にそって薄切り）……½個分
- 赤ピーマン……1個

D
- 白ワインビネガー……大さじ2
- レモン汁……大さじ1

E
- 塩、白こしょう……各少々

作り方

1 ピーマンは縦半分に切り、種とわたを取り除き、横に薄切りにする。
2 土鍋にAを合わせ、中火にかけていため、Bを加えていためる。きのこ類を加えて混ぜ合わせ、白ワインを加え、ふたをして中火で2〜3分蒸し煮する。途中2回ぐらい大きく混ぜる。
3 ボウルにCと2を合わせ、室温になるまでおいたら、Dを混ぜ合わせ、味をみてEで調味する。

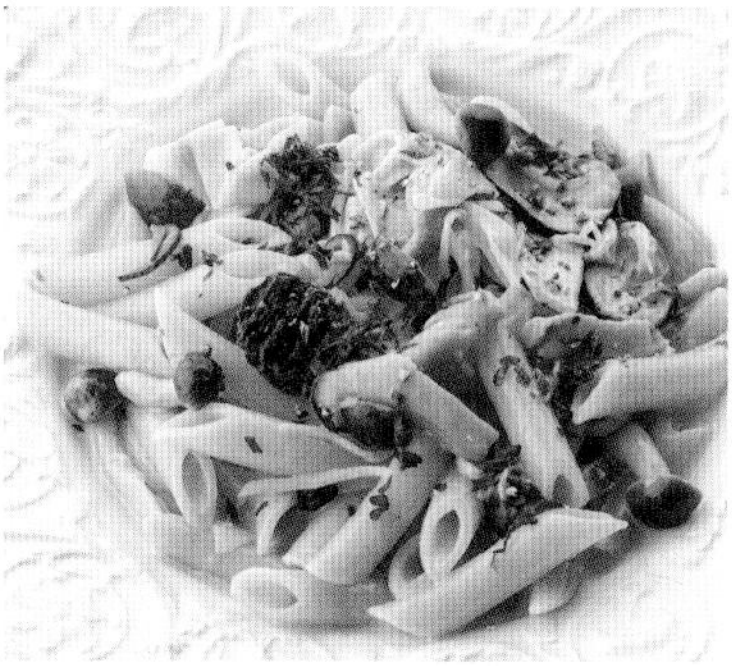

きのこのマリネパスタ

イタリアンマリネさえあれば簡単に

きのこのイタリアンマリネ1カップを鍋に入れ、生クリーム½カップを加え火にかける。ショートパスタ70gをゆで、加える。味をみて濃かったらパスタのゆで汁で調整し、2〜3分煮て、ナンプラー小さじ1、白こしょうで味を調える。

阿川さん、松田さん、アラ古希コンビの料理教室。

さ、始まりました、
松田美智子の料理教室。
いつものコロッケを
もっとおいしくと張り切る
阿川さんに、松田さんが
コツのコツを伝授します。
質問ポイントもおもしろい。
丁々発止の二人に拍手です。

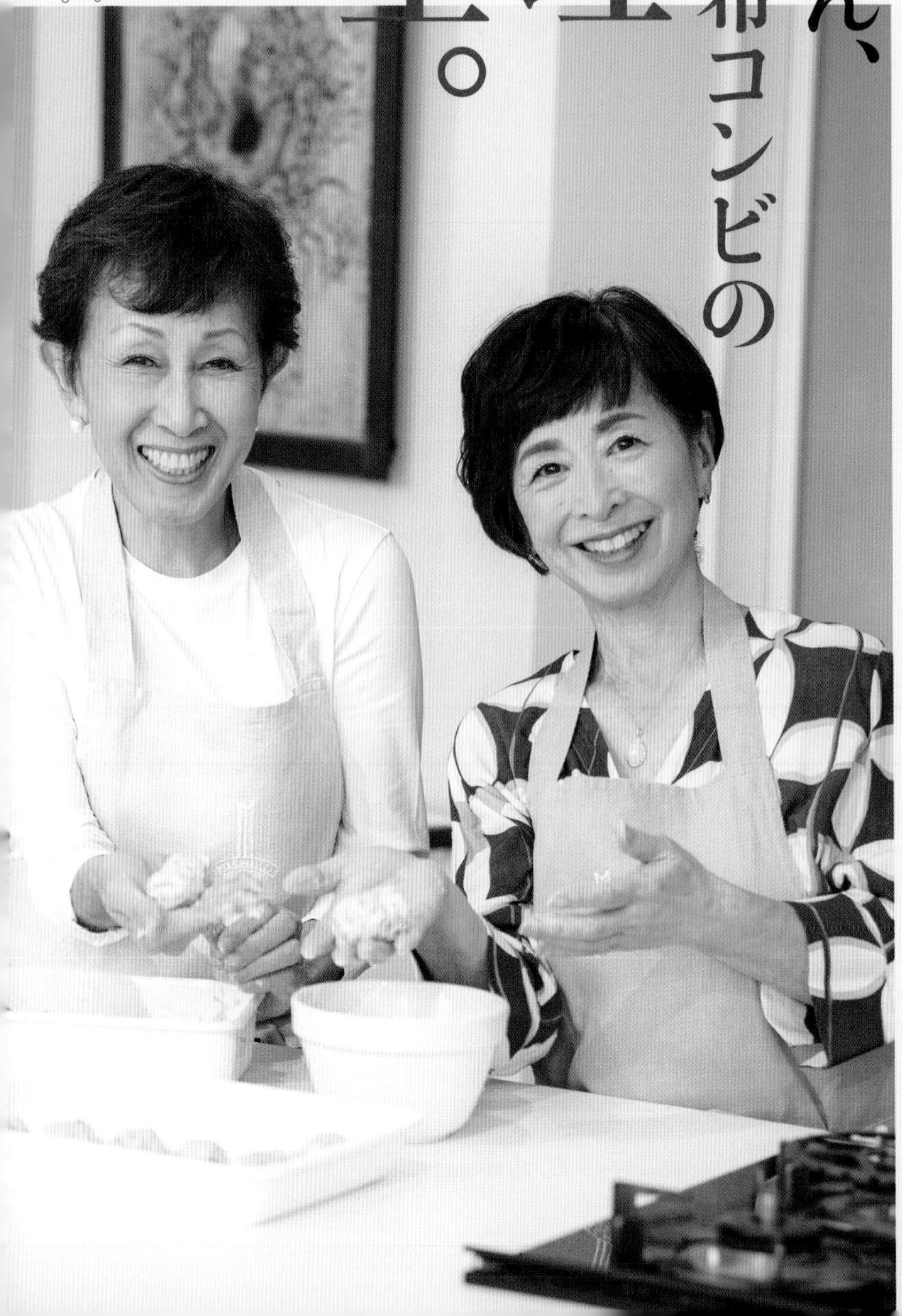

「つける粉は最小限なんですね」阿川

阿川　松田さんって若々しいけど、おいくつだったかしらと思ってネットで調べたら、同姓同名の

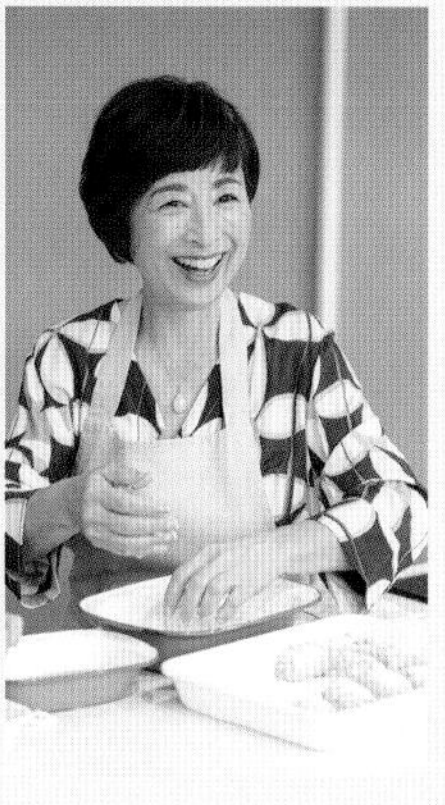

作家の方が出てきてびっくり(笑)。

松田　そうなの、よく間違えられるんです。じゃ、クリームコロッケ、いきますよ。ホワイトソースは上手にできますよね？

阿川　いや、先生のやり方を教わりたいです。

松田　コツはね、けっこう、しっかり火を通すこと。小さな気泡からぼこぼこっと大きな気泡になるまで。

阿川　はい。あ、ホントだ。ボコンと大きな泡になってきた。

松田　そしたら、冷蔵庫で冷やす。

阿川　粉はどうつければ？

松田　できるだけ最小限に。ふるいながらつけるといい。粉が多いと卵も多くなってパン粉も多くなる。そうするとすごく油を吸ってしまうので。卵をつけたら、指の間を開いて振って、指の間から卵をしっかりきるよう教えています。

阿川　なるほど。パン粉が細かい。

「パン粉は二度びきがおすすめ」松田

松田　二度びきがおすすめなんですけど、生パン粉をフードプロセッサーで細かくしてもいいですよ。

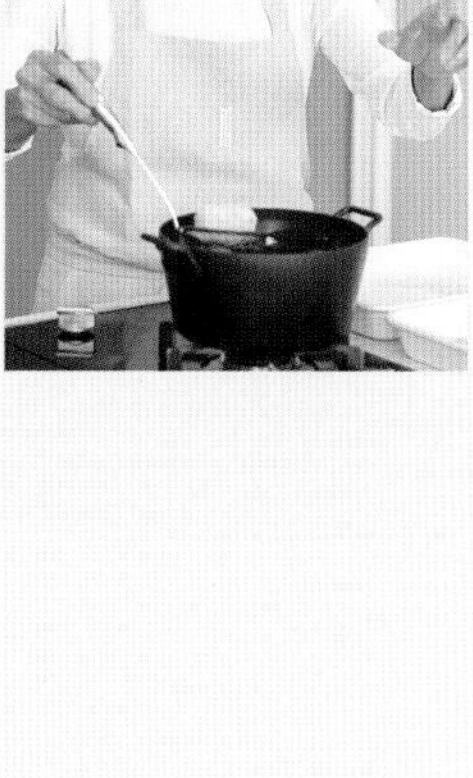

阿川　そうすることで、コロッケが吸う油が最小限になるんだ。

松田　阿川さん、俵形、お上手。

阿川　とっても上品なコロッケになりました。

松田　では、次なる一品に。

阿川　何でしょ？　わくわく。

松田　豆腐と鶏肉が主役のヘルシー蒸し物。味の決め手はするめ。

阿川　あのおつまみの？

松田　そう。いい仕事をしてくれるの。みじん切り、お上手です。

阿川　さぁ、蒸し上がりました。

阿川　この蒸し物トング、便利。忘れないうちに復習しなくちゃ。

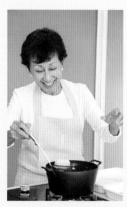

「え、ひき肉じゃなくて、肉を切り刻むところから始めるんですね？」阿川さん

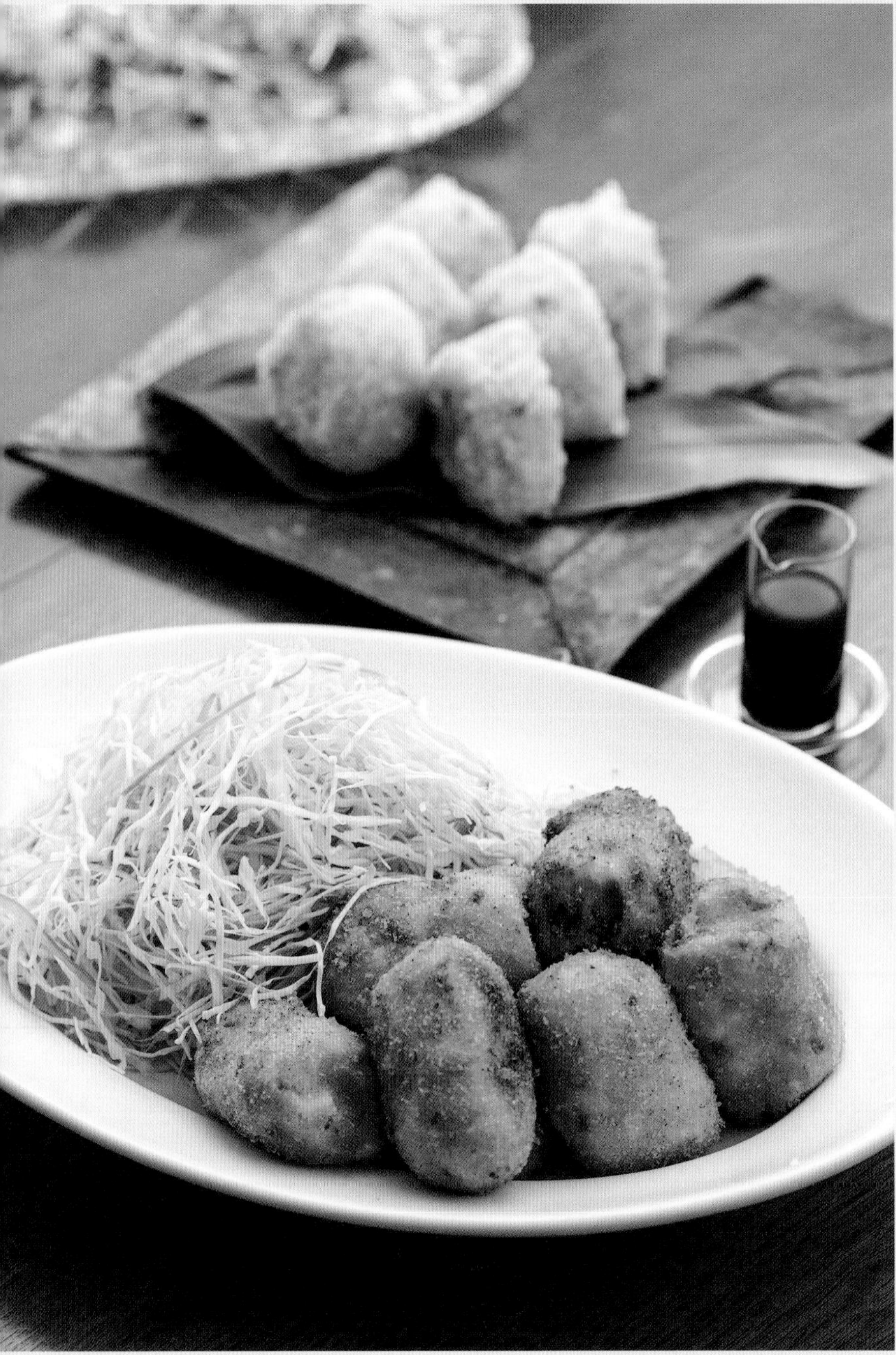

クリームチーズ入りのホワイトソースがミソ

阿川家のビーフクリームコロッケ 松田風

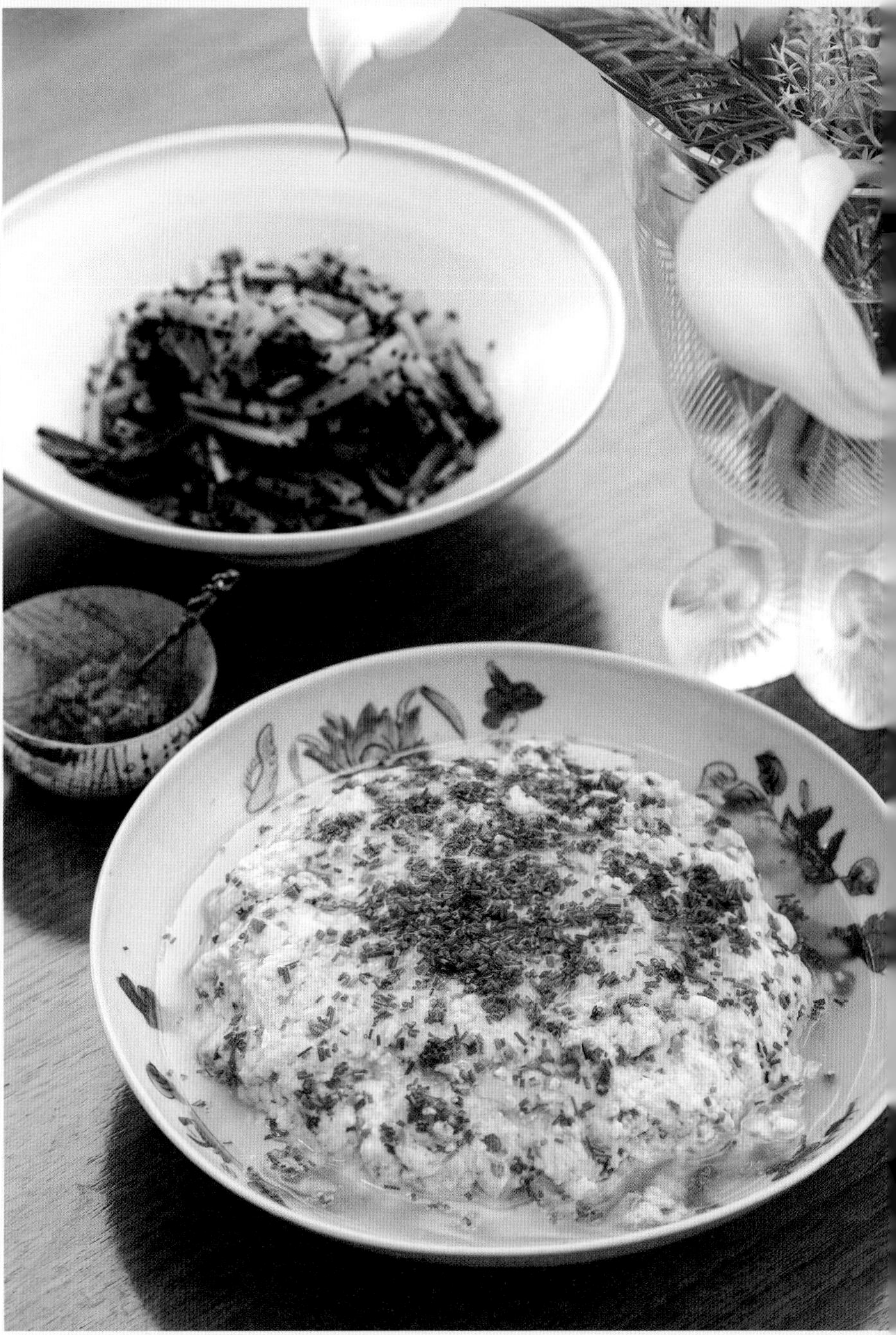

「そのほうがお肉のうまみを強く感じるし、食感もいいんです」松田さん

松田流おもてなしの一品を手ほどき

鶏むね肉と豆腐、するめの蒸し物

作り方

1 ホワイトソースを作る。厚手の鍋でバターを中火で半分まで溶かし、薄力粉を加え、よくいためる。鍋底から細かい気泡が上がるまで焦がさないようにいため、牛乳の半量を加え、なじませるように混ぜる。鍋底から大きな気泡が上がってきたら、残りの牛乳を加え、同じように繰り返し、Aを加えて混ぜながらなじませ、火を止める。ふやかした板ゼラチンを加え混ぜる。

2 フライパンにBを合わせ中火でいため、Cを加えいためる。玉ねぎを加えしんなりするまでいため、塩とこしょうで味を調える。1のホワイトソースと混ぜ合わせ、深さ5㎝ほどのバットに流し粗熱が取れたら、冷蔵庫で3時間ぐらい冷やし固める。

3 2を10等分して、1個ずつぬらした手にすくい取り、俵形にまとめ、Dを上から順番に丁寧につける。米油を170℃に熱し、表面をかりっと上げる。そのままいただいても、リーペリンウスターソースをかけてもおいしい。

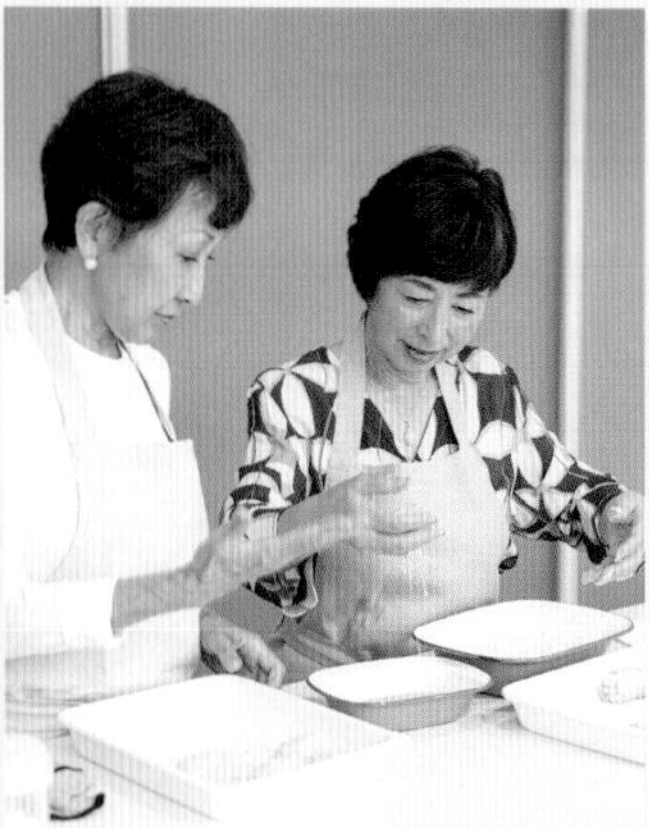

卵をくぐらせたら余分な卵は
指の間から落とすといいですよ。

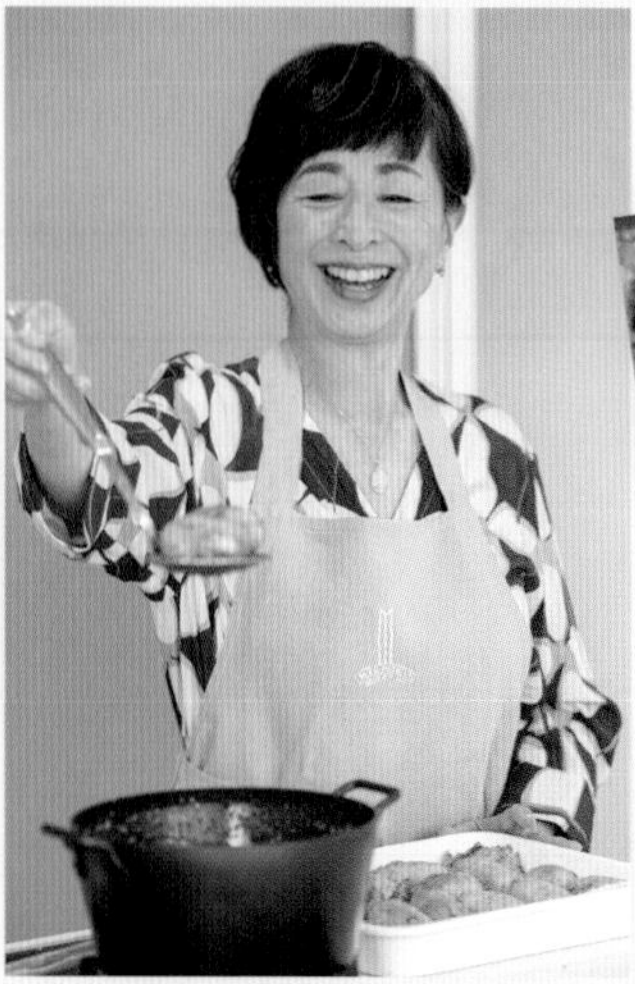

わーい、爆発せず上手に揚がった。

やったー！

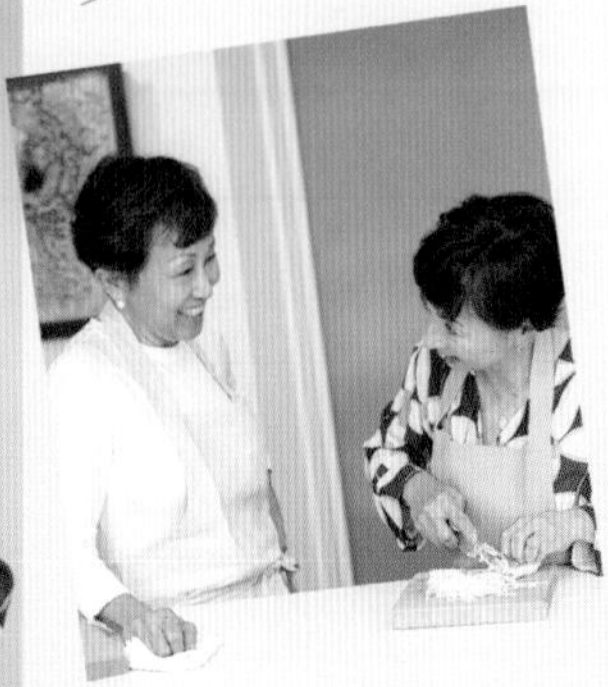

キャベツ、上手に切れる
ようになりました。

阿川家のビーフクリームコロッケ 松田風

阿川さんは揚げ物好き。でも、揚げ物はなかなかハードルが高い。
そこで、失敗知らずのコロッケ作りを伝授。さすが、覚えは早い！

材料（10個分）

牛もも肉（薄切り／粗みじん切り）……200g
玉ねぎ（みじん切り）……1/2カップ
板ゼラチン（水でふやかしておく）……2枚（3g）
塩……小さじ1/2
白こしょう……少々
ホワイトソース
- バター……大さじ4
- 薄力粉……大さじ4
- 牛乳……2カップ

A
- クリームチーズ……大さじ3
- パルミジャーノ・レッジャーノ……大さじ3

B
- にんにく（みじん切り）……小さじ1
- バター……大さじ1

C
- ナツメッグ……小さじ1/4
- オールスパイス……小さじ1/4

D
- 薄力粉…… 適宜
- 溶き卵……1個分
- 生パン粉（二度びき）…… 適宜

米油……適量

どれどれ？

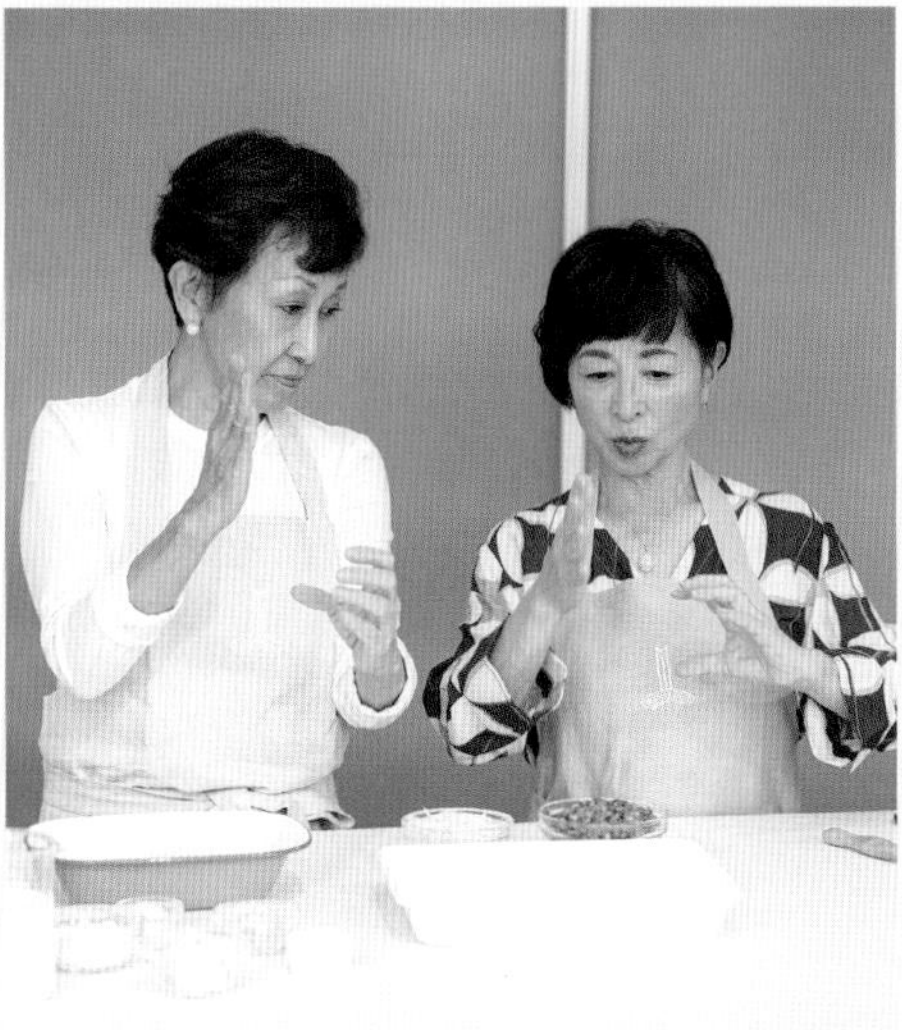

包丁を使うとき、左手は猫の手よりは開いて。

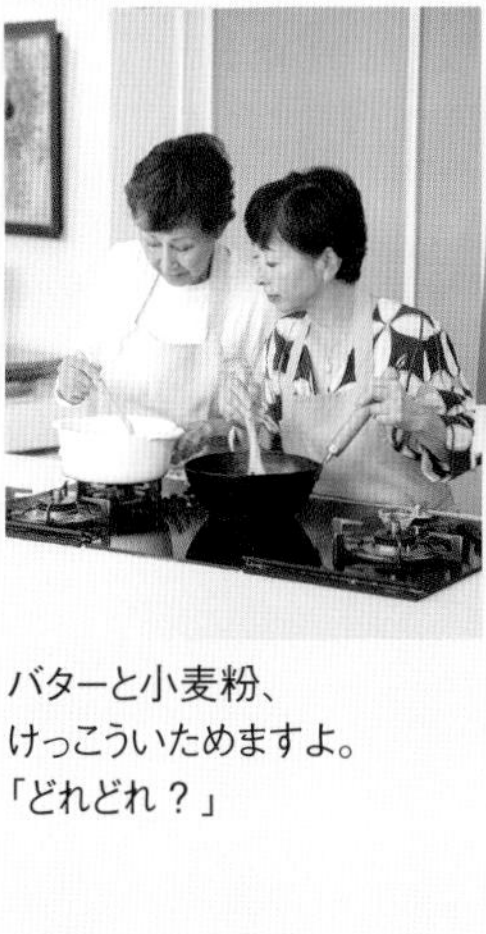

バターと小麦粉、
けっこういためますよ。
「どれどれ？」

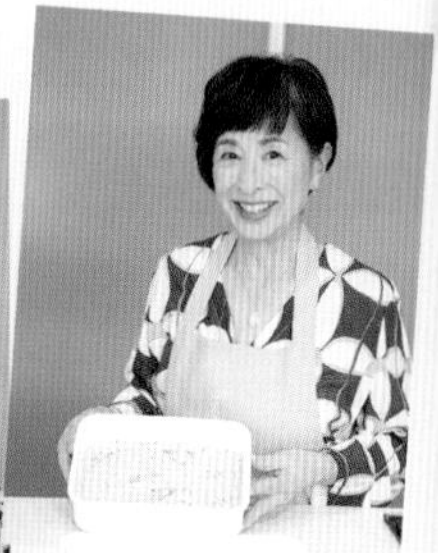

ほら、見て見て。
ホワイトソース
美しく完成！

作り方

1 豆腐をペーパータオルで包み、2枚のまな板の間にはさんで1時間水切りする。

2 するめに水適量をかけて10分おき、包丁が入るようになったら5mm角に切る。ボウルに鶏むね肉を入れ、Aを合わせよく混ぜてもみ込み、するめも加え混ぜ、1の豆腐をくずしながら加え、手で混ぜる。かたくり粉、赤ピーマンも加えて混ぜる。

3 蒸し器に入る器に2を平たい半球状に形作る。湯気の上がった蒸し器に入れ、弱めの中火で10分蒸す。

4 3の蒸し汁½カップを鍋に入れ、味をみてBで調味し、水溶きかたくり粉小さじ1で軽いとろみをつけて3にかけ、シブレットを散らす。

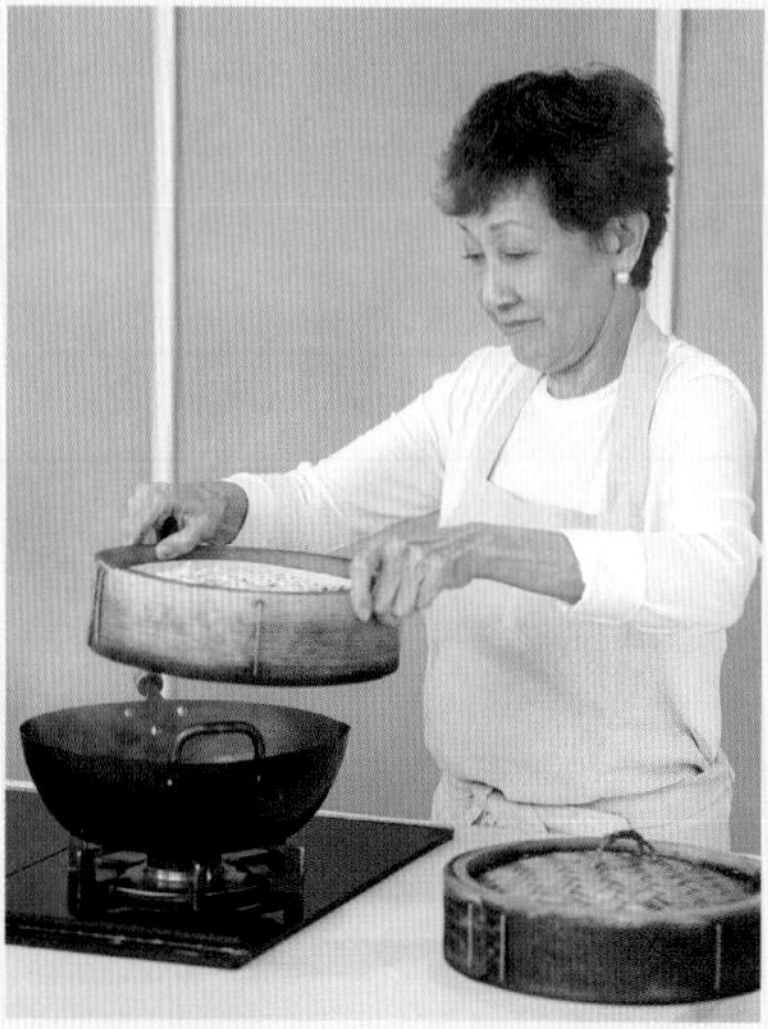

蒸し器にお皿を入れて火にかけます。

これ、便利!

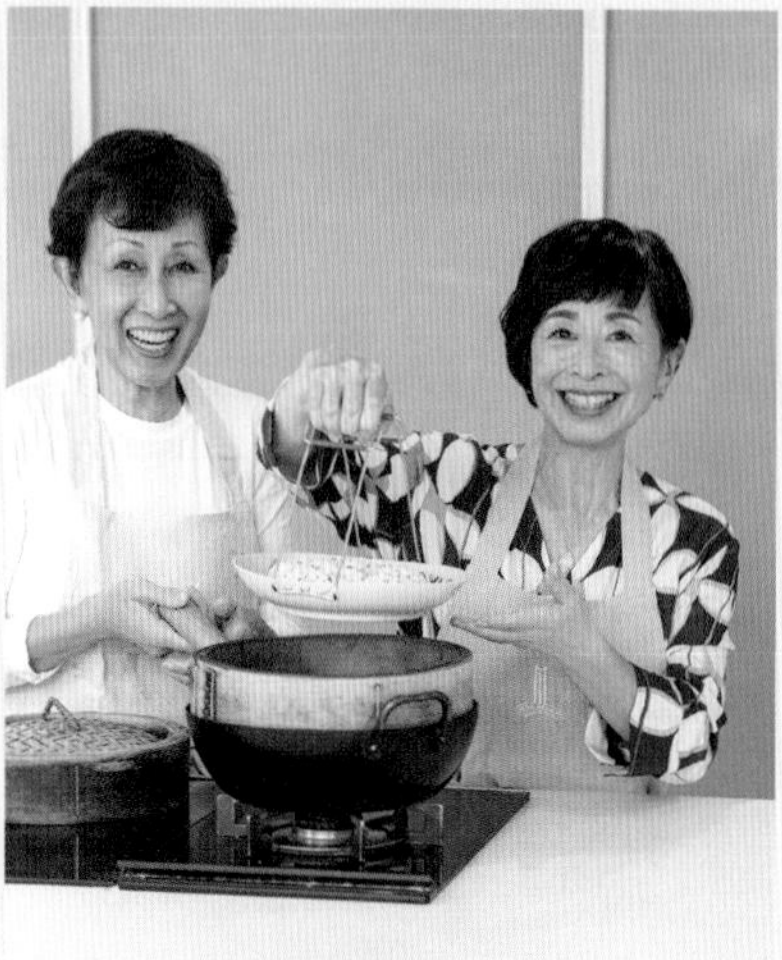

おおっ、あつあつをはさめるこの道具、いいなぁ。

鶏むね肉と豆腐、するめの蒸し物

豆腐と鶏むね肉という、願ってもないヘルシーな組み合わせ。
ポイントは中華でよく使うするめ。独特のうまみがぐぐっと加わります。

材料(2人分)

木綿豆腐……1丁
するめ(幅7㎜の細切り)……10g
鶏むね肉(皮と脂を取り除き、
　粗みじんにたたく)……½枚

A
- しょうが(みじん切り)……大さじ1
- にんにく(みじん切り)……小さじ¼
- 酒……大さじ3
- みりん……大さじ1
- ナンプラー……小さじ1
- 白こしょう……少々

かたくり粉……大さじ1
赤ピーマン(種とわたを取り除き、
　5㎜角に切る)……1個

B
- 酒……大さじ2
- うす口しょうゆ……小さじ1
- 塩、白こしょう……各少々

水溶きかたくり粉……小さじ1
シブレット(小口切り)……½束

真剣です

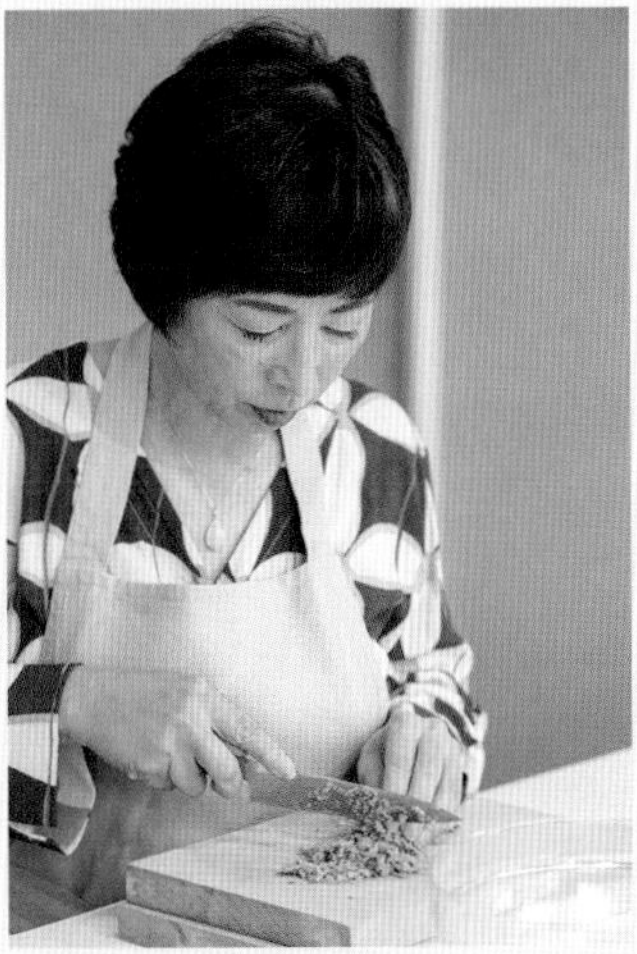

この小さいまな板、使いやすいです。

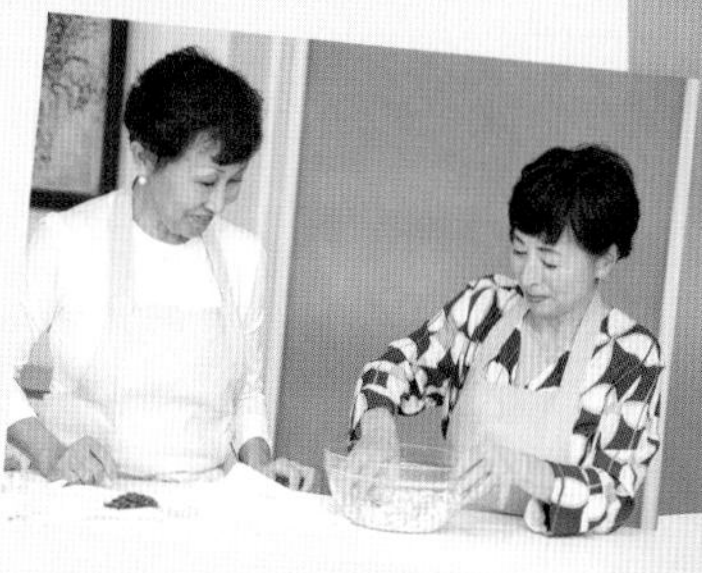

どんどん材料を入れて
混ぜればいいんですね。

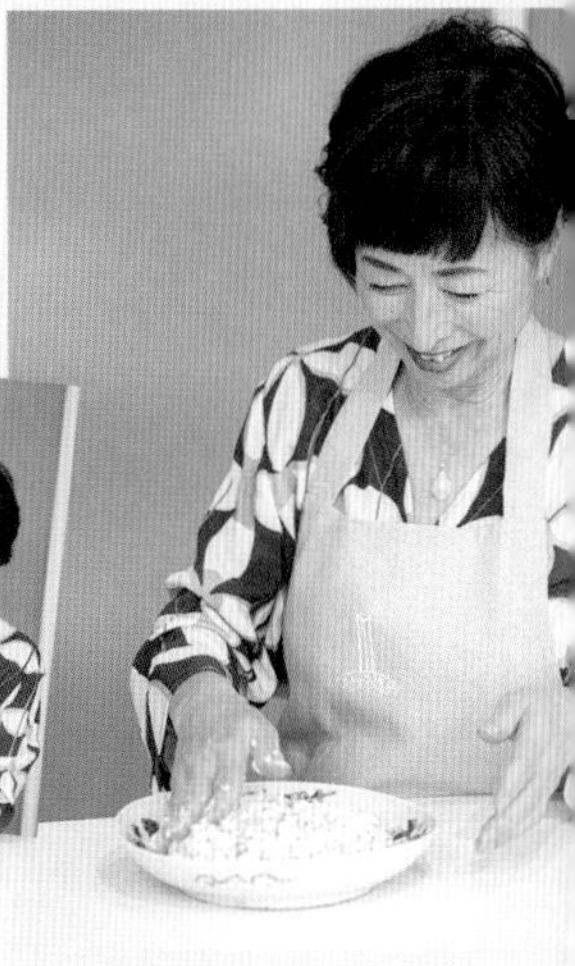

深皿に入れて、平らにならす。
なでると気持ちいい。

松田流 キリッとスカッと優しい料理

阿川佐和子

このたび十何年ぶりにお会いできて本当に嬉しゅうございました。ときどきテレビや雑誌でお料理を拝見したり、調理するお姿をお見かけしたり、松田プロデュースの土鍋を送っていただいたり（あの小ぶりの土鍋は実に便利。愛用しております）、間違い電話をいただいたりと、断片的な交流はありつつも長らくご無沙汰を重ねておりました。でも、少し離れたところから、ああ、頑張っていらっしゃるなと確認するだけで、同世代の友としては頼もしいかぎりです。

「すごいっ、この完成度。プチ料理教室、大成功。乾杯！」阿川さん

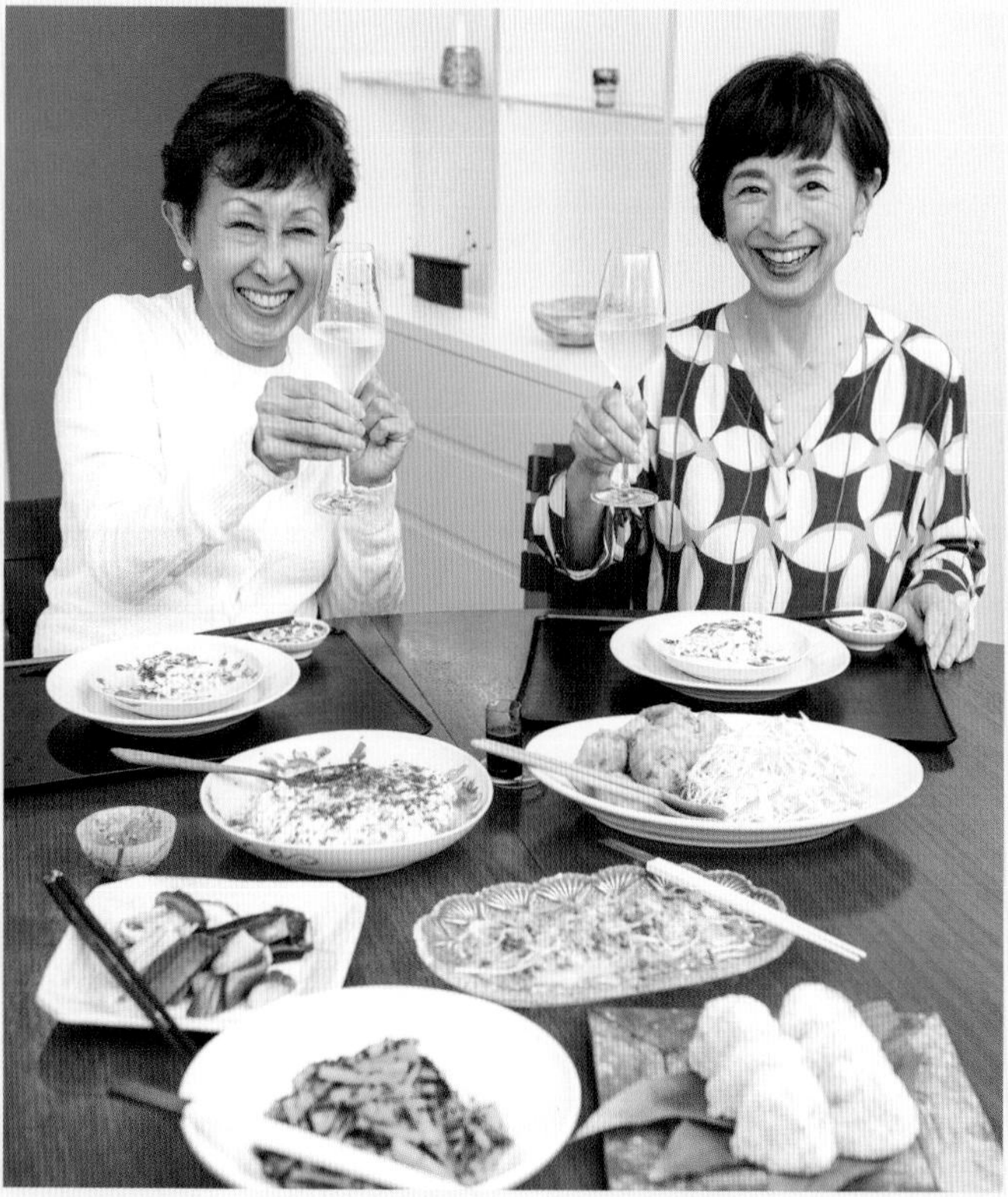

「楽しかった。阿川さん、とってもお上手でした。乾杯！」松田さん

初めてお会いしたのは三十年以上前。それも文化出版局の雑誌の企画で一緒に台湾へ食べ歩きの旅をしたときでしたね。松田さんの食への熱意に背中を押されて歩き回り食べまわり、あの旅でおいしくないものは何一つなく、以来私は台湾が大好きになったのです。おすすめいただいて購入した林田桶店の竹製大型せいろは今でも愛用しております。そう報告しようと思い、このたび松田キッチンにお邪魔してみれば、なんと松田さんも未だに使っていらっしゃるとは驚いた。

　思えば当時は「身体にいい」とか「美容効果抜群」とか耳にしても「そうなのね」ほどの反応で、ボリュームのある料理を一日五食ぐらい平気で平らげていましたね。四十代だったあの頃に比べ、最近は食べ物の嗜好も量も少しずつ変化しているのを感じます。思い出話や近況報告をしながら、「揚げ物がねえ……。食べたいんだけど胃に重いし、ウチで揚げるには勇気がいるし」なんて呟くや、

「そんな大げさに考えないで。小さめの深鍋を使えば大量の油を使わずに済むの。使ったあとの油は漉しておけば無駄にならないし」。

　ハスキーボイスでキリっとスカッとビシッと言い切る思い切りの良さは、三十年の月日を経てさらに磨きがかかり、強く美しくなられたと実感します。料理をするときの一つ一つの所作や動きには迷いや無駄がいっさいなくまことに逞しいけれど、出来上がった料理の味は、なんでこんなに優しいのでしょう。

　するめの風味がポイントの豆腐の蒸し物なんぞ、疲れのたまった五臓六腑に染み渡る絶品ですし、作るのが面倒だと長らく敬遠していた母直伝のクリームコロッケも、松田さんの手にかかると、あら簡単、あらおいしい。「よし、帰ったら私も作ろっと」という気持がむくむくと湧いてきます。教えていただいたキャベツの千切りのコツ、ホワイトソースの失敗しない作り方、献立のバランス、生パン粉や油の選び方もさることながら、「おいしい！」を優先してい い！という松田流高齢者ご飯の哲学にたっぷり勇気づけられました。

あがわさわこ　1953年、東京生れ。父は作家の故・阿川弘之氏。慶應義塾大学文学部西洋史学科卒業後、報道番組のキャスターを務め、その後、エッセイスト、小説家として活躍。『ああ言えばこう食う』（檀ふみ氏との共著）で講談社エッセイ賞、『ウメ子』で坪田譲治文学賞、『婚約のあとで』で島清恋愛文学賞を受賞。近著に『母の味、だいたい伝授』（新潮社）、『話す力 心をつかむ44のヒント』（文春新書）、『老人初心者の覚悟』（中公文庫）など。

腸にもいいわ、免疫力も上がるわ、いいことだらけの「発酵食品」漬物。料理にも大いに役立つ縁の下の力持ち。

漬物は発酵食品。消化を助けてくれますし、うっかりして冷蔵庫に忘れられていたものも、調味料代わりにも使えるので重宝します。

教室や撮影で余った端野菜のサステナブルな使い方としても、漬物は有効な料理法。白菜は浅漬けに、大根は天日干しにして甘みを出してから、べったら風の麹漬けにしたり、キャベツはナンプラーや魚醬でうまみを入れたり、酸味を入れたりしています。

野沢菜や高菜、ザーサイなどは自分で漬けることがないので市販品を活用していますが、なるべく自然の調味料のみ使用したものを求めます。塩が強い場合は、必ず塩出しを。古漬けはフードプロセッサーなどで細かく刻んでいためて保存しておくと、ひき肉と合わせてもいいし、朝の納豆に混ぜてもいい。

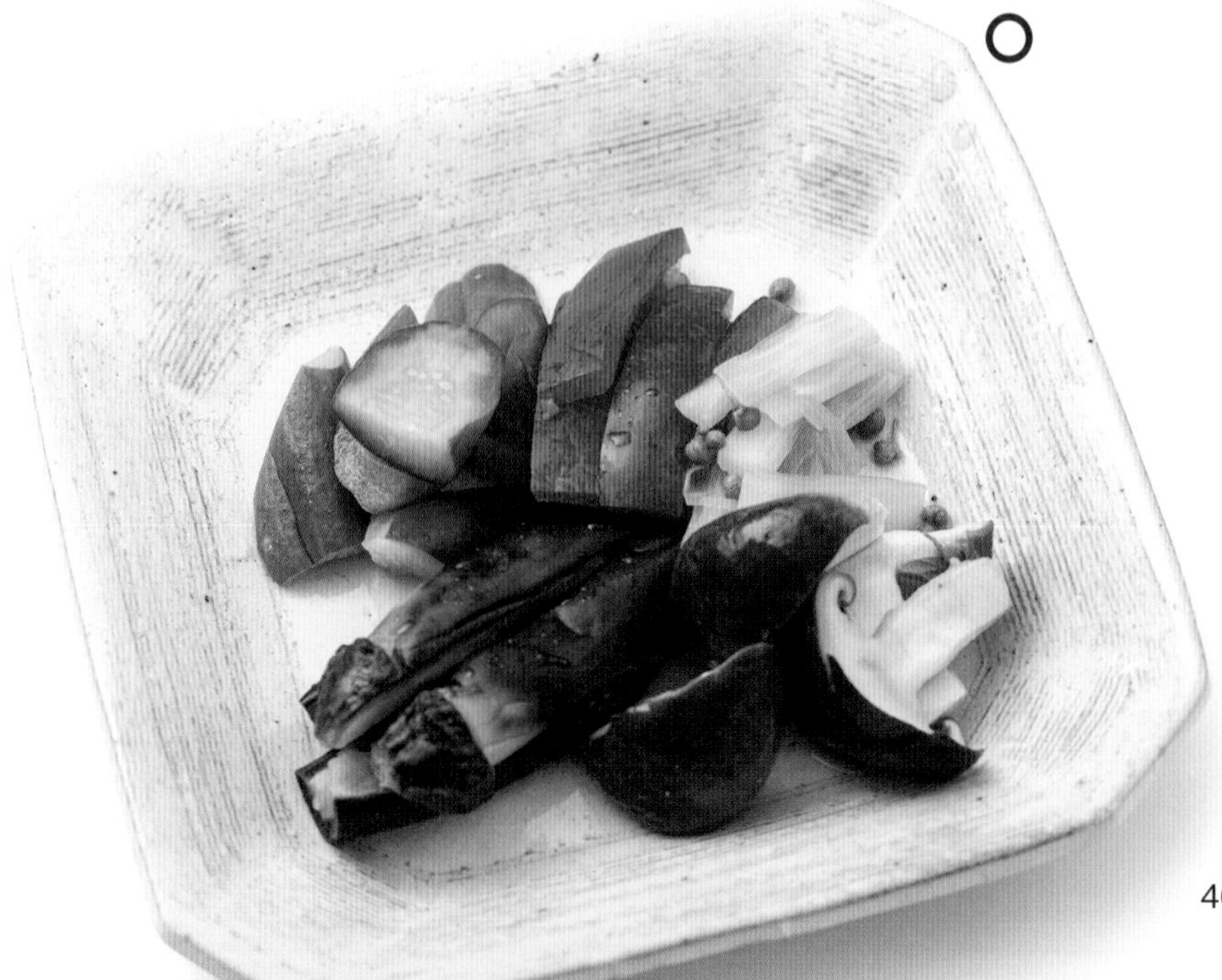

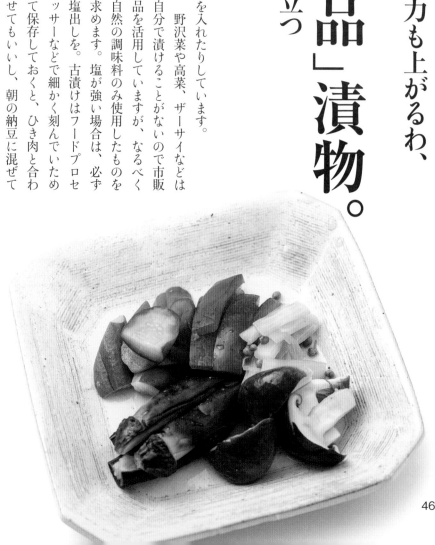

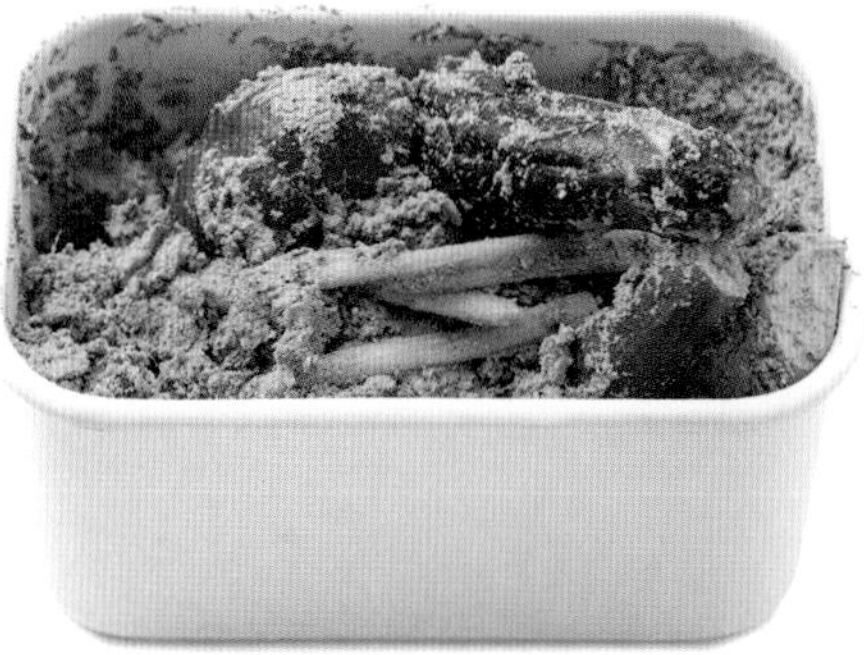

ぬか漬け

端野菜の賢い使い道。
密閉容器で充分うまくできます。

材料（作りやすい分量）

いりぬか……1kg
塩……100g
大豆……⅓カップ
和がらし……大さじ1
昆布……10㎝
実山椒のしょうゆ漬け……大さじ1
赤とうがらし……3〜4本
しょうが……1かけ
キャベツ（四つ割りにする）……1玉分
塩……少々
好みの野菜（きゅうり、なす、にんじん、
パプリカ、かぶなどの茎、きのこ類など）
塩……適宜

作り方

1.基本のぬか床を作る。
いりぬかをボウルに入れる。熱湯5カップに塩を加えてよく溶かしていりぬかに加え、大豆、和がらしも入れ、よく混ぜる。

2.味をよくする材料を加える。
1のぬか床を深めの保存容器に移し替える。昆布、実山椒のしょうゆ漬け、赤とうがらし、しょうがを皮つきのまま加え、色よく漬けるための鉄くぎや漬物用の鉄の玉などを入れてよく混ぜる。

3.“捨て漬け”で床をならす。
キャベツに塩少々をふり、葉の間にぬかをはさみ込み、ぬか床の真ん中に入れ、上からぬかをかぶせて表面を平らにする。容器の縁を清潔にしてからふたをして、室内の涼しいところに置いておく。

4.最初はこまめな手入れが肝心。
捨て漬けを始めて数日は、できれば1日2回、よく空気を入れるようにかき混ぜる。キャベツから水分が出てくるので、水分がたまったらぬかをくぼませ、ペーパータオルなどで吸い取る。ぬか床がなれてきたら1日1回かき混ぜ、最後に表面を平らにならす。約10日間漬ける。

5.いよいよ野菜を漬ける。
捨て野菜のキャベツを取り出し、水洗いして味見をしてみて、塩分が足りなければ、漬ける野菜に塩をする。ぬか床の味は塩で加減をする。なすは縦に切り込みを入れる。赤パプリカは縦半分に切り種とわたを除く。きゅうりは天地を落とす。きのこは汚れをふく。かぶなどの茎はバラバラにならないよう輪ゴムでくくるといい。両手に少量の塩をとり、野菜にすり込み、野菜がぬか床から出ないように漬ける。きゅうりやにんじんは縦半分に切って漬ければ、一晩で浅漬けとしていただける。

古漬けと里芋、豚肉蒸しスープ

古漬けはあまりしょっぱいようなら、塩抜きしてから使います。里芋は薄めの乱切りに。端っこがとろっとおいしくなります。うどんやはと麦を入れても。

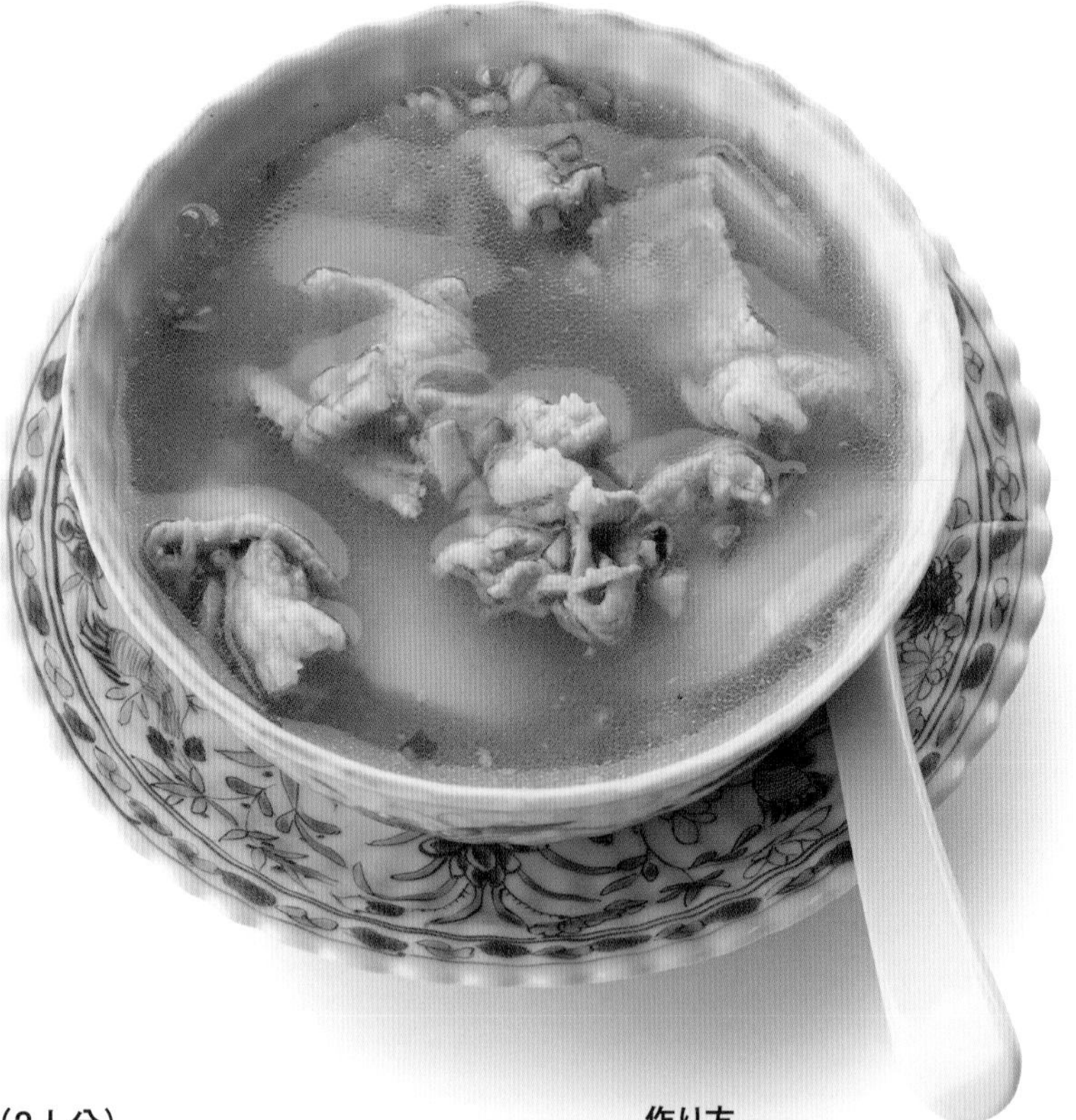

材料（2人分）

古漬け（きゅうり、にんじんなど好みの野菜／みじん切りにして軽く水分を絞る）……1カップ
里芋（中／小さめの一口大の乱切り）……4個
豚バラ肉（薄切り／3㎝幅に切る）……300g
A
- にんにく、しょうが……各大さじ1
- ごま油……大さじ1

赤とうがらし（水につけて小口切り）……3㎝
B
- チキンスープ……3カップ
- 紹興酒……大さじ3

C
- しょうゆ……大さじ2
- 黒こしょう……少々

作り方

1 鍋にAを合わせ中火にかけていためる。香味野菜の香りが立ったら古漬けを加えていため、赤とうがらしも加えいためる。豚肉を加えていため、里芋も加える。

2 Bを加えて一度煮立ててあくをすくい、蒸し器に入る器に入れて、ラップフィルムでしっかり密封して、中火の蒸し器に30分かける。味をみてCで調味する。

古漬けとセロリ、豚肉の焼きそば

冷蔵庫の中でアウトにならないうちに、細かく切って。セロリは葉っぱも全部使いきります。最後にちょろりとしょうゆをたらしても。麺は岩手・吉田製麺の「卵めん」を使用。

材料（2人分）

にんにく（せん切り）……小さじ1
ごま油……大さじ1
古漬け（水気をしっかり絞って
　みじん切り）……½カップ
豚肩ロース（1cm幅に切る）……200g
セロリ（筋を除き3cmの短冊切り／
　葉は横に薄切り）……1本分
A ┌ チキンスープ……1½カップ
　 └ 酒……大さじ2
水溶きかたくり粉……大さじ1
B ┌ ナンプラー……大さじ1
　 └ 白こしょう……少々
焼きそば用の麺……1玉
酒……大さじ2
ごま油……大さじ2

作り方

1 中華鍋ににんにくとごま油を入れて熱し、香りが立ったら古漬けを加えいため、豚肩ロースも加えていためる。セロリを加えさっといため、Aを加えさっと煮る。水溶きかたくり粉で軽いとろみをつけ、Bで味を調える。

2 1と同時進行で麺を焼く。フライパンに弱火でごま油を熱し、ボウルに麺と酒を入れてほぐしたものを加え、ふたをして弱火で3〜5分、下の麺がカリッと焼けたら上下を返し、ゆっくり焼き目をつける。皿に盛り、あつあつの1をかける。かんずりや豆板醤の辛味、米酢が合う。

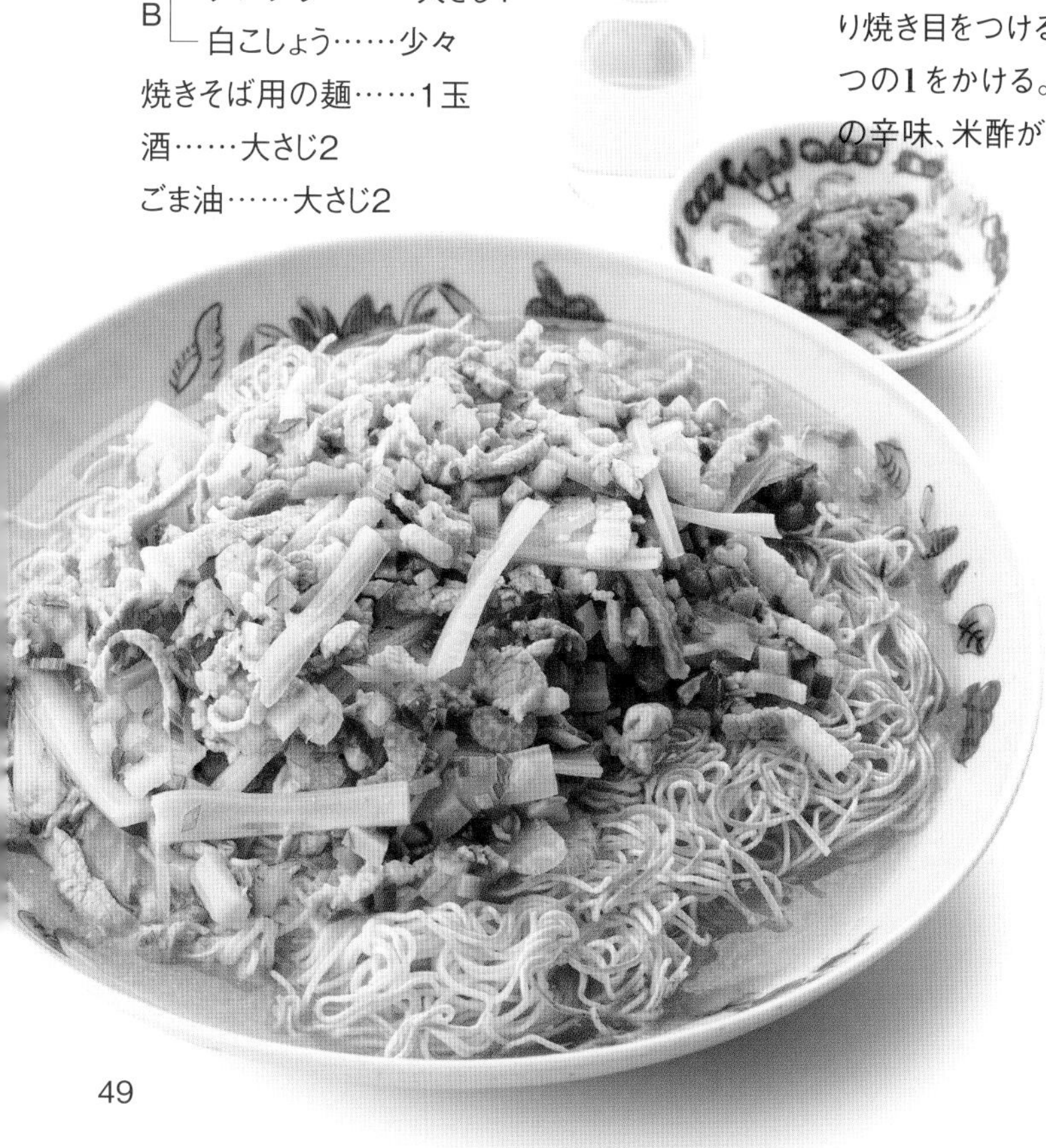

よく かんで、認知症を予防。腸活・脳活のお助けマン「雑穀」。

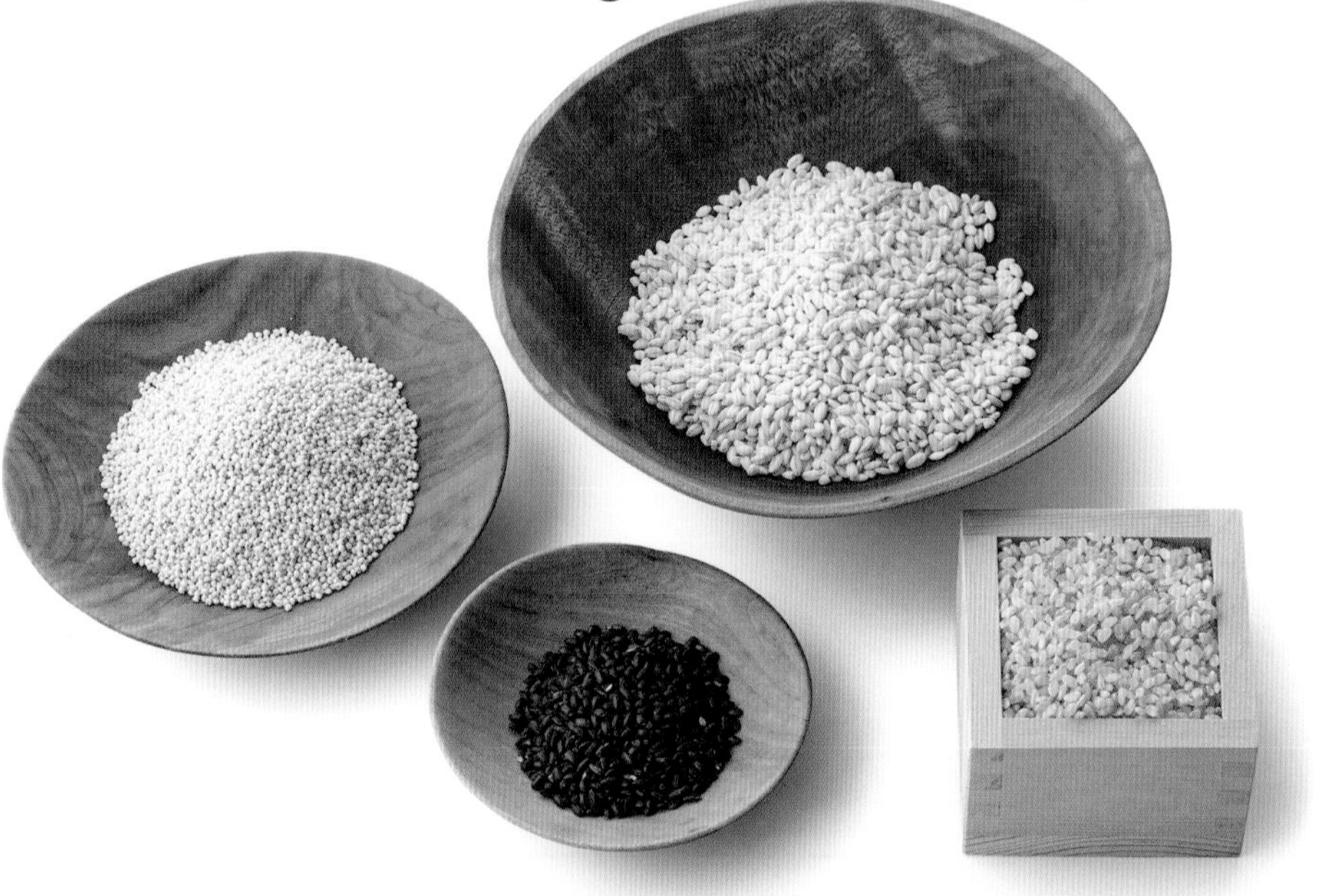

あわやひえ、丸麦、きび、もち麦、はだか麦、黒米など、雑穀の種類は多彩。スーパーフードといわれるキヌアも雑穀の仲間ですね。精製された白米に足りないビタミン類やミネラル、食物繊維など、栄養も豊富です。

ただ、雑穀だけだとつらいので、いつも食べているお米に、食感だったり、粘りや色などを考えながらほどよく合わせるのがいいと思います。また、ライスサラダやミネストローネ、コロッケや餃子、春巻きに入れたりしても。ともかく、スキあらば少量でも加えて雑穀をとるようにする。それがいいかもしれません。

しっかりかむことによって、脳の血流がよくなり、活性化することも知られています。雑穀をよくかんで脳の働きを活発に。

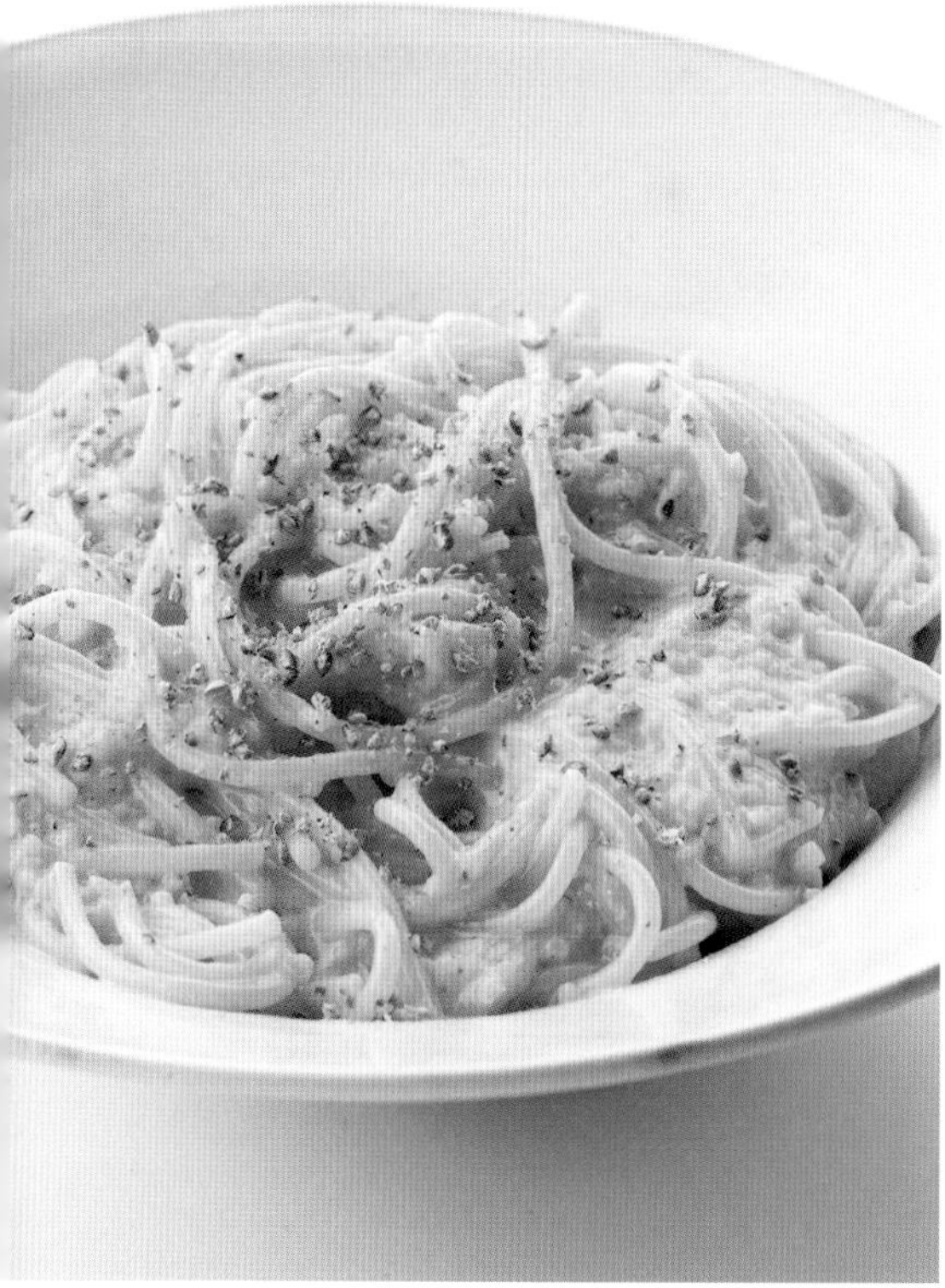

きびでカルボナーラ

ベーコンやパンチェッタがなくても
きびのプチプチ食感で満足度アップ。
しっかりかんで召し上がれ。

材料（1人分）

きび（茶こしなどに入れ、
さっと水を通しておく）……大さじ3
パスタ……70～80g
塩……小さじ1½

A
- にんにく（みじん切り）……大さじ½
- オリーブ油……大さじ1

B
- パスタのゆで汁……½カップ
- 白ワイン……大さじ2

C（ボウルに混ぜ合わせておく）
- 生クリーム……½カップ
- 卵黄……1個
- パルミジャーノ・レッジャーノ（すりおろす）……½カップ
- 塩、白こしょう……少々

パルミジャーノ・レッジャーノ（すりおろす）、
白こしょう（粗びき）……各適量

作り方

1 小鍋に湯を沸かし、きびを加え10分ゆでて水分をきる。鍋に水1.5ℓと塩を入れて沸かし、パスタをかためにゆでる。

2 フライパンにAを合わせ中火にかけ、香りが立ったら1のきびを加えて混ぜ合わせ、Bを加えふつふつしてきたら、1のパスタを合わせて1～2分火を通し、Cを加えてひと混ぜして、火を止める。器に盛り、好みでパルミジャーノ・レッジャーノ、白こしょうをふる。

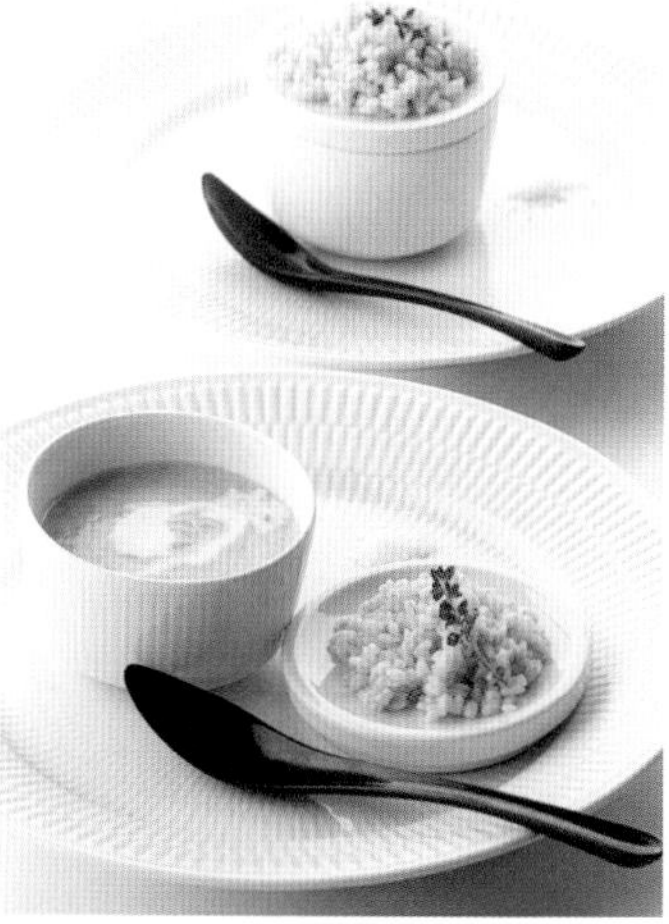

はだか麦とキャベツのスープ

（作り方p.88）

体にいいことずくめの「大豆」。扱いにくいかと思いきや超簡単。目からウロコの冷凍ゆで大豆。

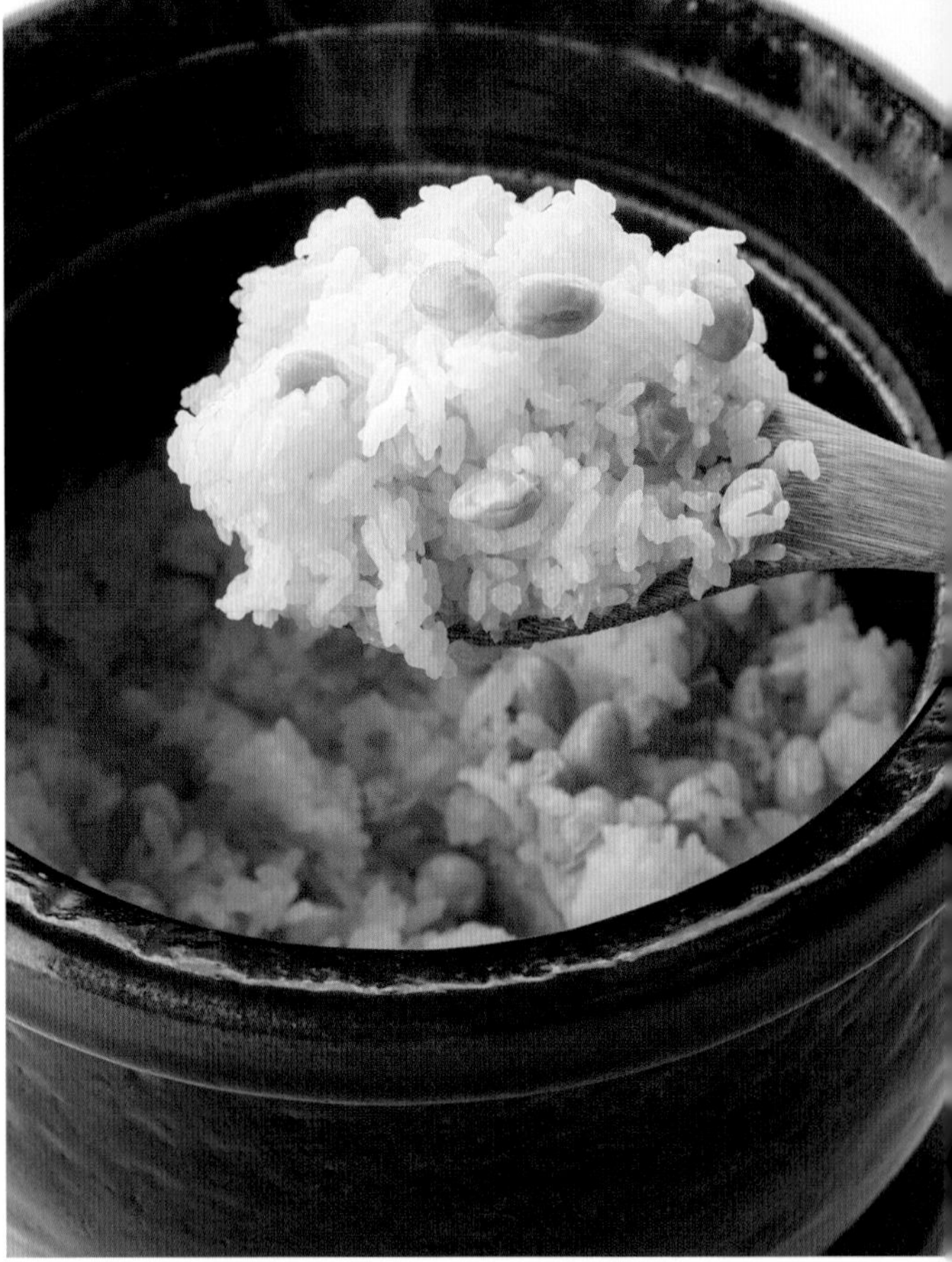

1日1回大豆を食べよう。

標語のようですが、実はとても大事。一流医師たちに「認知症にならないために何を食べればいいか」というインタビューをしたところ、全員が口をそろえて「大豆」と答えられました。

毎日、大豆を食べようというときに、もちろん、納豆もいいのですが、おすすめしたいのは大豆ご飯です。ちょっと大豆をもどすだけで使えて簡単ですし、思いのほかおいしい。それから、ストックしておくといいのがゆで大豆。かためにゆでて小分けにして冷凍しておけば、カレーやコロッケに入れたり。また、大豆カレーの翌日には、生クリームか牛乳で少し薄めて、チーズをのせてオーブンで焼いてもいい。ご飯がなくても満足度が高い一品になります。

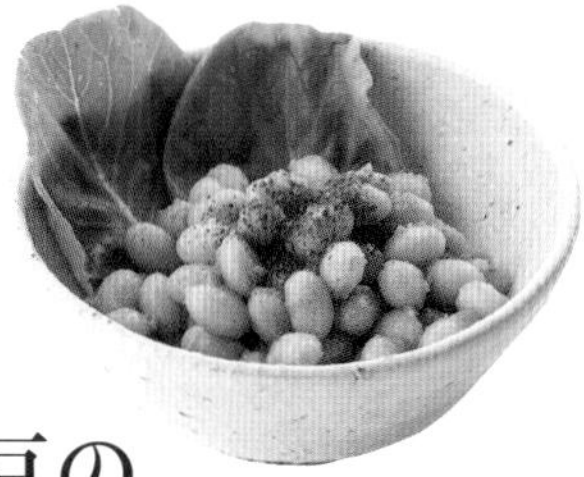

揚げ大豆のにんにくみそあえ

大豆といえば煮豆がポピュラーですが、ときには、こんな変わりダネも。

材料（作りやすい分量）

ゆで大豆……1カップ

A
- にんにく（みじん切り）……小さじ1
- ごま油……大さじ1½

B
- 麹みそ……大さじ1
- 酒……大さじ3
- 一味とうがらし……適量

作り方

1 フライパンにAを合わせ中火で香りが立つまでいため、ゆで大豆を加えていためる。

2 合わせたBを加え、水分が飛ぶまで弱めの中火でいためる。一味とうがらしをふる。

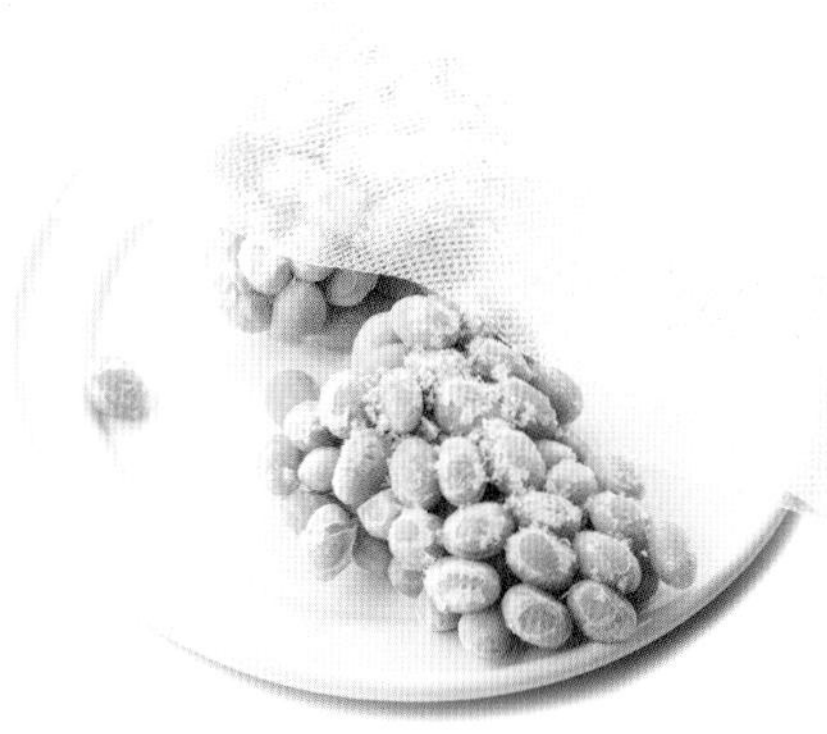

大豆ご飯

冷凍ゆで大豆があれば、すぐに炊けるご飯です。オリーブ油を加えて炊くと冷めてもご飯がかたくなりません。

材料（2人分）

大豆（鶴の子大豆／20〜30分水につけ、ざるに上げて15分おく）……½カップ

米……2カップ

自然塩……適量

オリーブ油……大さじ1

作り方

米を大豆と合わせて土鍋に入れ、水2¼カップとオリーブ油を加えて大きく混ぜ、ふたをして強火にかけ、ふいたら極小の弱火にして、鍋中の上下をやさしく返し、ふたをして約10分炊く。火を止め、10分蒸らす。自然塩をふっていただく。

ゆで大豆の作り方

1 深めの土鍋にたっぷりの水を入れ、ふたをして沸騰させる。大豆300gを加える。

2 大豆が常に湯の中で躍っているように火加減し、細かいクリーム状の泡が出てきたら、あくを取り、水を足して鍋中を同じ状態に保ち、20分ほどかためにゆで、火を止める。

3 流しの水を鍋のへりに当て豆に直接水を当てないようにちょろちょろと加え、手が入る温度になったら、平ざるにやさしく手ですくい入れ水気をきり、小分けにして密閉袋に入れ、できれば真空にして保存する。冷蔵で3日間、冷凍で1か月は保存可能。

作り方

1 海老にCをもみ込む。

2 厚手の鍋にAを合わせ、中火でいため、香味が立ったら、玉ねぎを加えしんなり、ねっとりするまでいためる。

3 2の鍋にBを加え焦げる手前までよくいため、1の海老を加えさっといため、ゆで大豆、Dを加える。さっと煮て、塩、白こしょう、チリパウダーで味を調える。玄米にかけ、香菜を添えていただく。

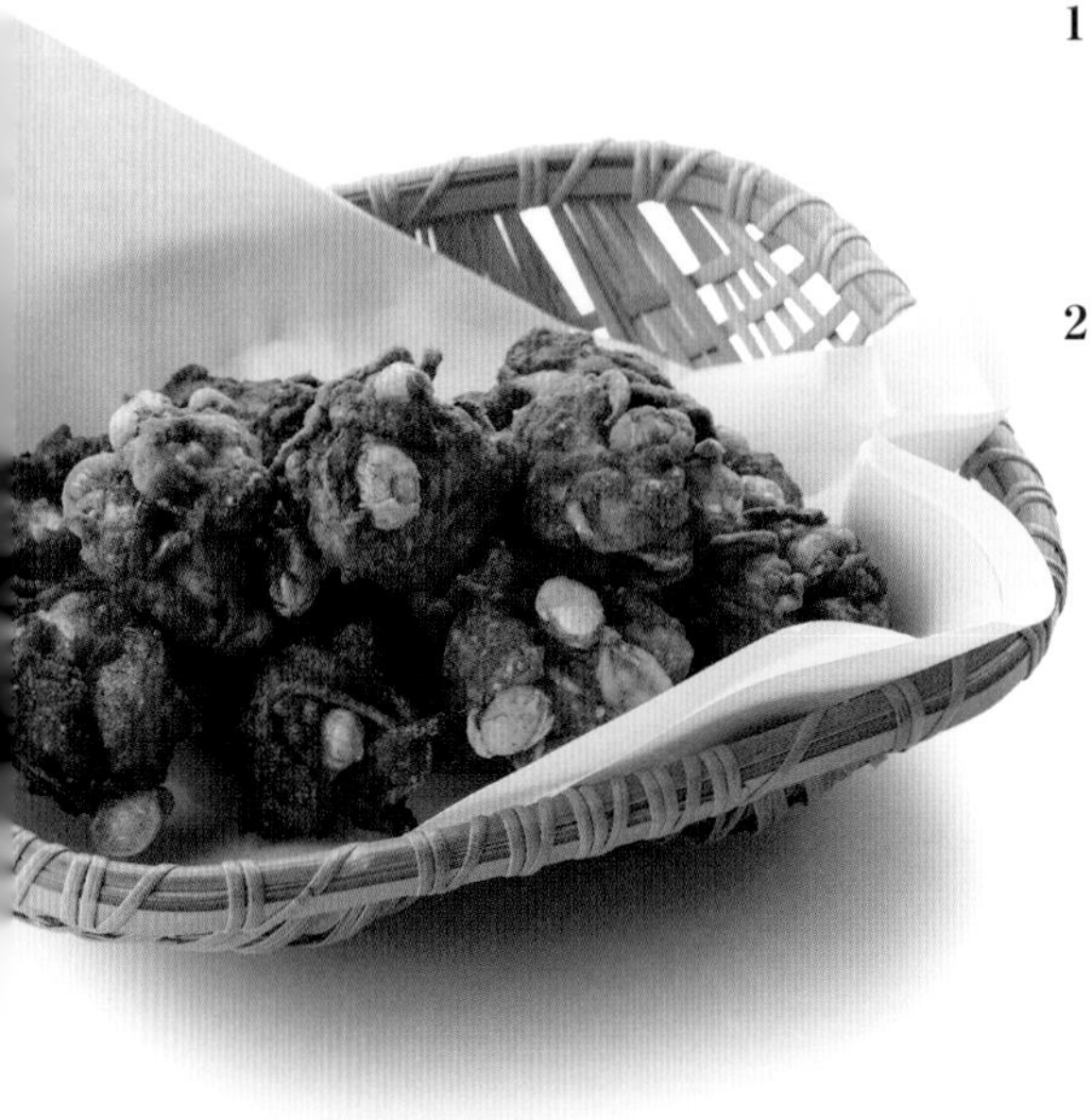

大豆で豚肉天 紅しょうが入り

ゆで大豆と豚肉と紅しょうが。
ぽいっと口に入れてかむごとに
いろんな味が飛び出します。

材料（4人分）

ゆで大豆……½カップ

薄力粉……小さじ1

A
- 豚ロース薄切り肉（一口大に切る）……300g
- にんにく（みじん切り）……大さじ1
- 酒……大さじ2
- うす口しょうゆ……大さじ1
- 黒こしょう……少々

B
- 薄力粉……大さじ2
- かたくり粉……大さじ3
- 水……大さじ3〜4
- 紅しょうが（水気を絞る）……大さじ2

米油……適宜

作り方

1 ボウルにAを入れ、ゆで大豆と薄力粉を合わせたものを加えさっと混ぜる。Bを混ぜ合わせて、Aにさっくり混ぜ入れ、紅しょうがも加えて混ぜる。

2 米油を170℃に熱し、1を大きめのスプーンでひとすくいずつ入れ、かりっとなるまで約3〜4分揚げる。薄力粉に玄米粉を加えるとさらにかりっとした食感に仕上がる。冷めてもおいしくいただける。

大豆エビカレー

じゃがいも代わりにゆで大豆。
ご飯にかけるだけでなく、ゆでたせん切りキャベツにかけても。

材料（2人分）

ゆで大豆……1カップ
玉ねぎ（みじん切り）……中1個分
冷凍えび（殻をむき、
背開きにしてわたを除く）……300g

A
- オリーブ油……大さじ1
- にんにく（みじん切り）……大さじ1
- しょうが（みじん切り）……大さじ1
- あれば香菜の根（みじん切り）……大さじ1

B
- クミンパウダー……小さじ1/4
- カイエンペッパー……小さじ1
- パプリカパウダー……小さじ1
- コリアンダー……小さじ1
- 三温糖……小さじ1
- カルダモン（つぶす）……大さじ1

C
- 塩……小さじ1/4
- 白こしょう……少々
- かたくり粉……小さじ1
- 白ワイン……大さじ2

D
- チキンスープ……1カップ
- ココナッツミルク……2カップ

塩……小さじ1
白こしょう……少々
チリパウダー（味をみて好みの量に
加減）……小さじ1
一分づき玄米（かために炊く）……適宜
好みで香菜（一口大に切る）……適宜

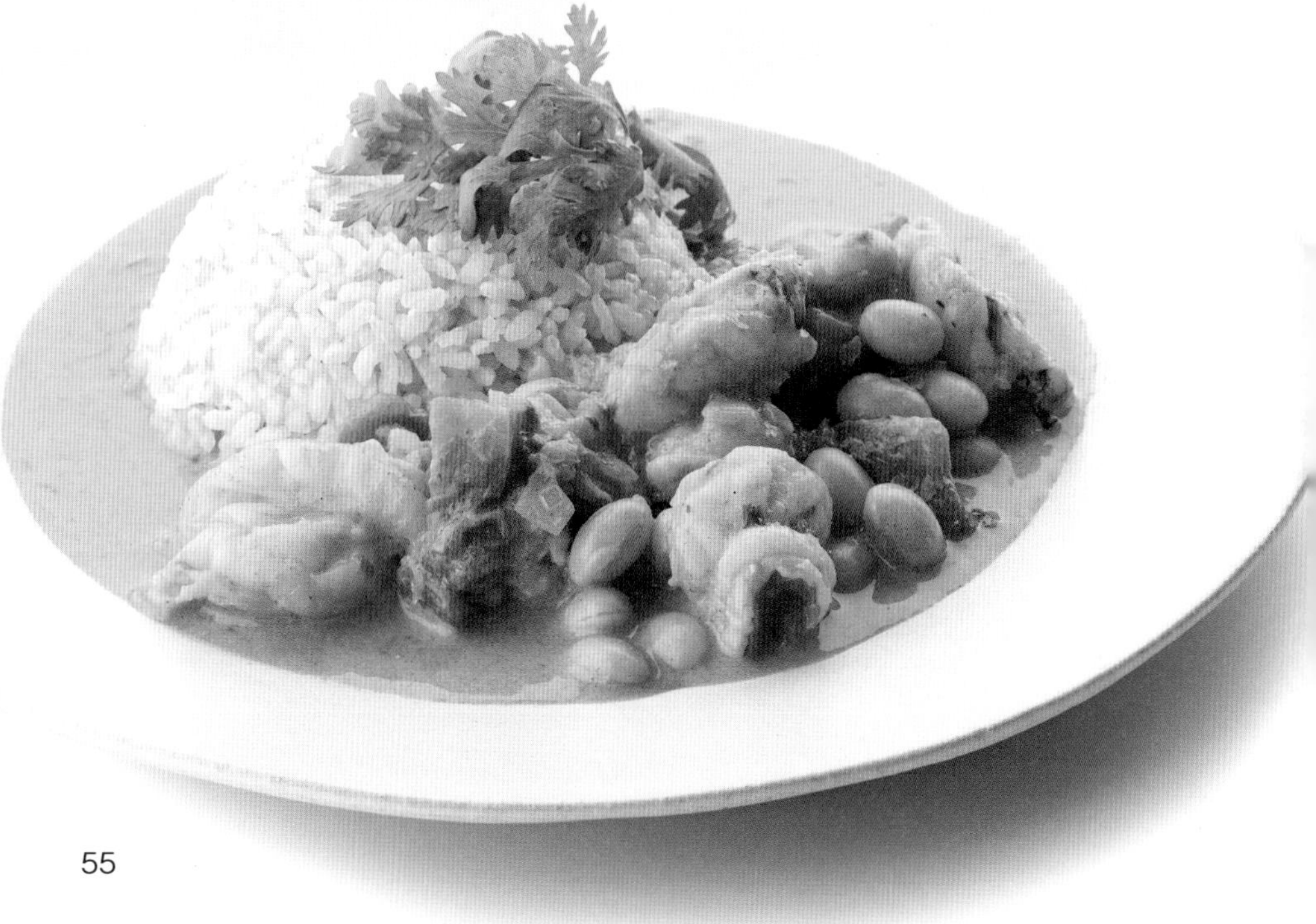

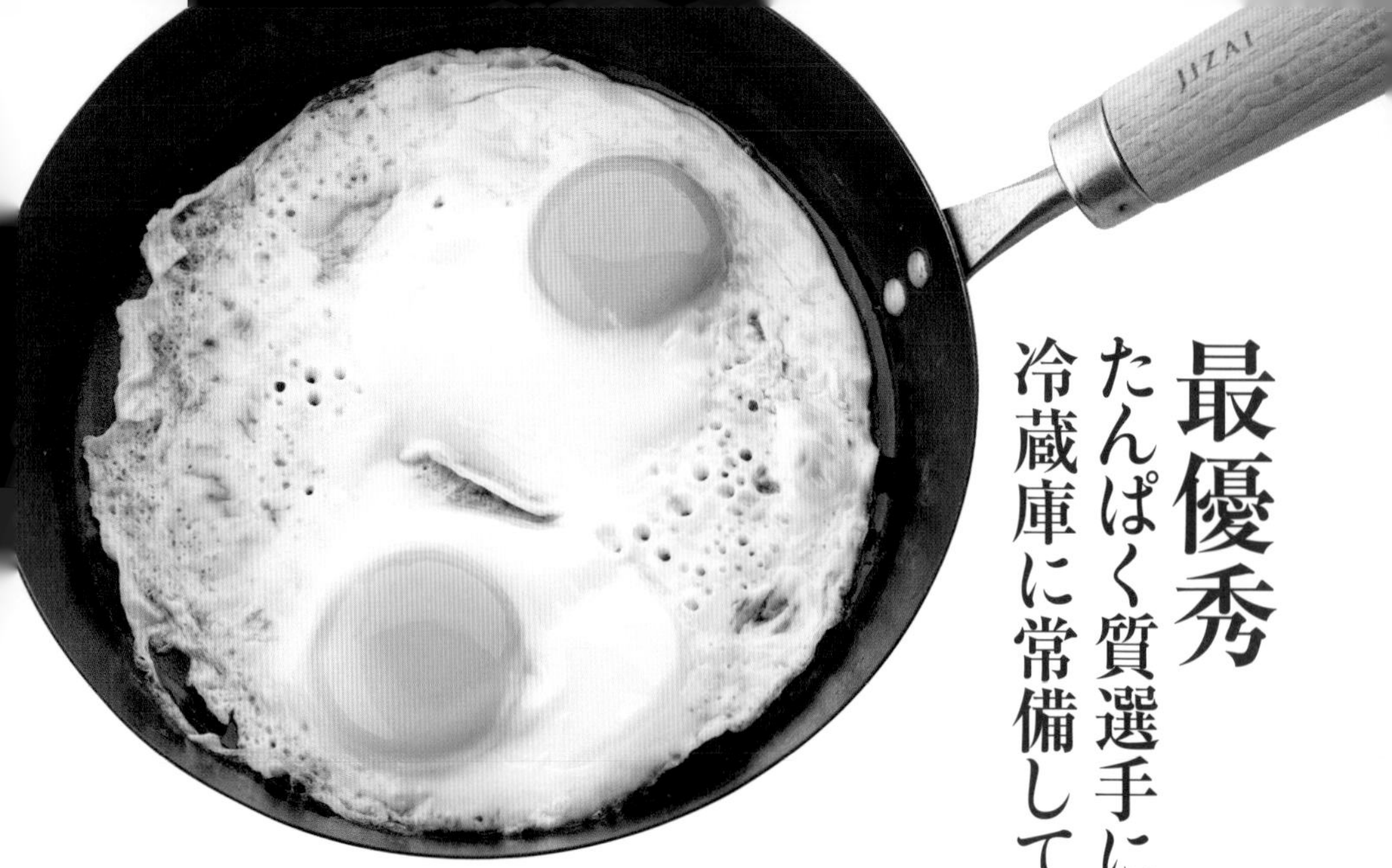

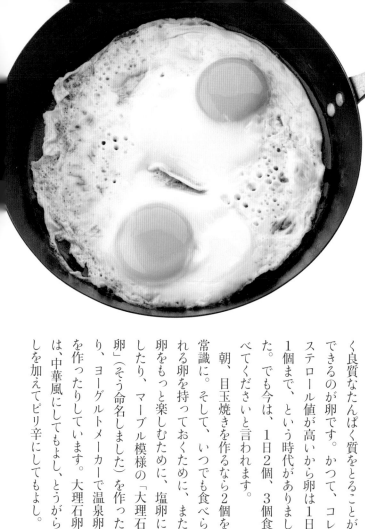

最優秀たんぱく質選手に表彰したい「卵」。冷蔵庫に常備して。

一番身近で、誰もがてっとり早く良質なたんぱく質をとることができるのが卵です。かつて、コレステロール値が高いから卵は1日1個まで、という時代がありました。でも今は、1日2個、3個食べてくださいと言われます。

朝、目玉焼きを作るなら2個を常識に。そして、いつでも食べられる卵を持っておくために、また卵をもっと楽しむために、塩卵にしたり、マーブル模様の「大理石卵」（そう命名しました）を作ったり、ヨーグルトメーカーで温泉卵を作ったりしています。大理石卵は、中華風にしてもよし、とうがらしを加えてピリ辛にしてもよし。

目玉焼きは2個！

卵は良質なたんぱく源。
1日2個3個と食べたい。
まずは朝ごはんに2個を。

材料（1人分）

卵（室温に戻す）……2個
オリーブ油……小さじ1
水……大さじ2

作り方

直径20㎝のフライパンを弱めの中火でゆっくり熱し、オリーブ油を入れさっと温めたら卵2個を割り入れ、弱めの中火でふたをして3～4分焼く。水を加えたらふたをして30秒ほどで好みの状態になったら皿に盛る。

大理石卵

中華風のひび入り卵を簡単に。
八角やしょうがを加えても。

材料（作りやすい分量）

卵（室温に戻す）……4個
塩……少々
A
- 酒……大さじ3
- しょうゆ……1/4カップ
- 赤とうがらし……1cm

作り方

1 鍋に卵と、卵がかくれる量の水と塩を入れ、中火にかけ、沸くまで箸で混ぜ、沸いたら15分、弱めの中火でゆでる。
2 卵を水にとり、冷めたら殻全体にひびを入れる。小鍋で温めたAとともに密封袋に入れ、冷蔵庫で一晩、ときどき位置を変えながら味と色を入れる。

なんちゃって塩卵

ゆで卵の保存法としておすすめ。
欲しいときに、すぐ使えるのが利点。

材料（作りやすい分量）

卵……4個
塩……80g（水の8%）

作り方

鍋に水5カップ、塩を入れてよく混ぜ、卵を入れ箸でゆっくり混ぜながら中火でゆでる。湯がふつふつしてきたら、弱火にして混ぜずに10分ゆで、火を止めそのまま冷ます。水ごと保存容器に入れ、冷蔵庫で約1週間保存可能。

温泉卵

ヨーグルトメーカーがあれば
驚くほど簡単に作れます。

材料（作りやすい分量）

卵（室温に戻す）……4個
塩……大さじ1

作り方

鍋に卵、卵がかくれる量の水と塩を入れ、中火にかけ、温度が60℃になったら温度を保つように火を止めたり、つけたりしながら1時間おく。ヨーグルトメーカーの場合は、卵と塩を入れ、熱湯3カップを卵がかくれるまで注ぎ混ぜる。ふたをして、60℃、1時間にセットする。

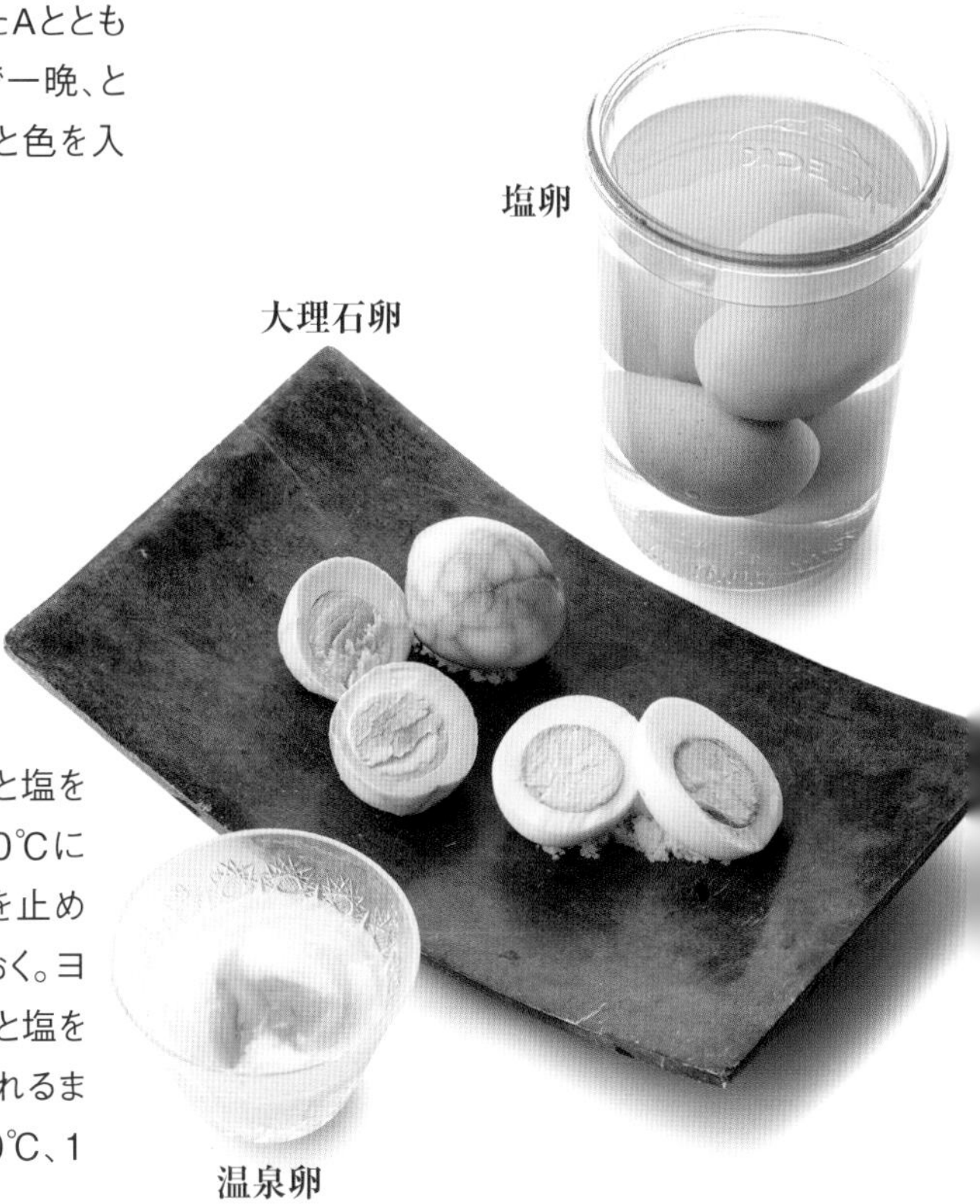

温泉卵

油もの、控えてませんか。実は若さキープに必要な要素。ケチらず、「上質な油」を。

調味料は何でもそうですが、とにかく上質なものを選ぶことが大切です。では、上質な油とは何か、ですよね。まず、酸化していないこと。使い回したり、長時間加熱して酸化した油はあまりおすすめできません。油の中には、低コストに仕上げるために、何度も熱処理を行ない、そのためにトランス脂肪酸（悪玉コレステロールを増加させ、動脈硬化のリスクにつながる）を多く含む結果になったり、また、薬品を使って精製（もちろん、最終的には除去されますが）したりするものも多いのだそうです。

対策としては、圧搾、つまりしぼってとる油がおすすめです。高価ではありますが、ごま油（いってあるもの）、亜麻仁油、エキストラバージンオリーブオイル、米油など、いずれも無添加のものをお使いいただきたい。不足しがちなオメガ3系脂肪酸を補ってくれる亜麻仁油は、熱に弱いので生でドレッシングや冷ややっこなどにかけて。また、酸化しやすいので、早めに使いきることが大事。

油は避けるのではなく、上手に使うことで、美と健康につながることをお忘れなく。

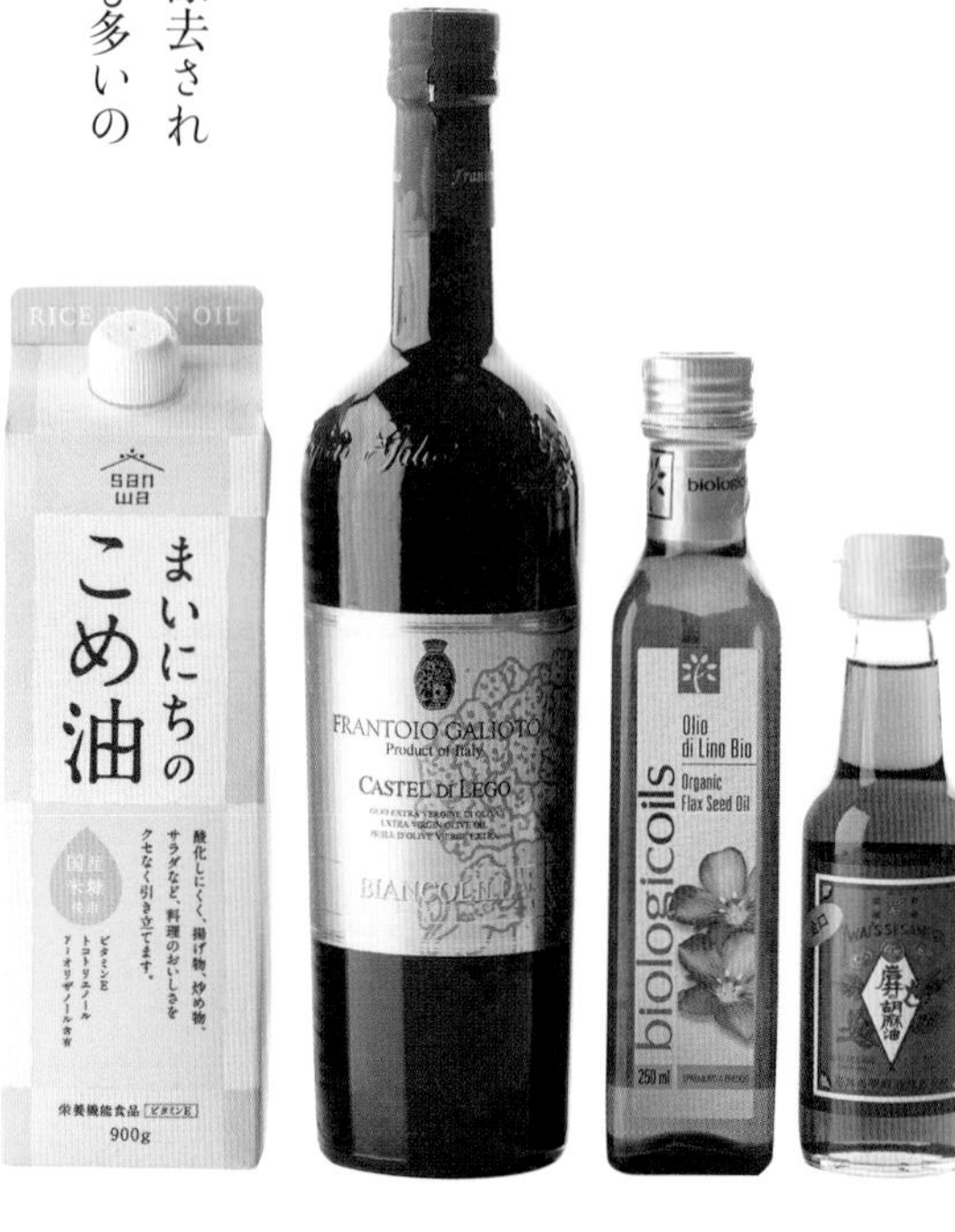

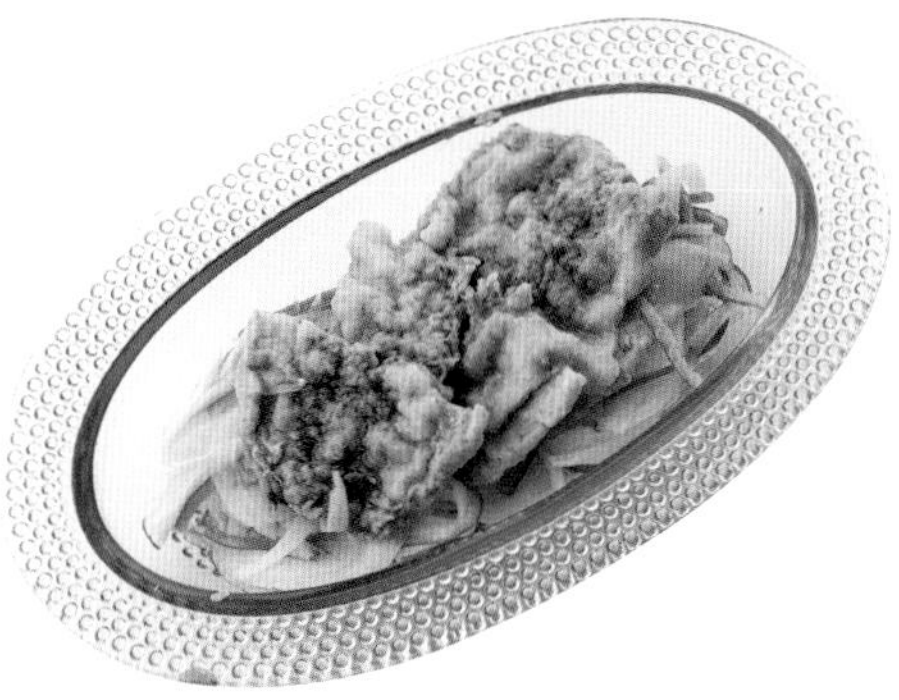

鰯のマリネ

から揚げをマリネに。少し多めに作って、
翌日、白ワインのお供にするといい。

材料（4人分）

鰯（頭を取り腹開きにして内臓を取り除く）……4尾
塩、白こしょう……少々
A
- にんにく（すりおろす）……小さじ½
- 白ワインビネガー……大さじ1
- フレンチマスタード……小さじ1
- オリーブ油……大さじ2
- ナンプラー……大さじ1
- 白こしょう……少々

薄力粉……適量
米油……適量
B
- 玉ねぎ（繊維にそって薄切り）……½個
- ピーマン（せん切り）……1個

作り方

1 鰯の水気をふき塩、こしょうをして30分おき、水気をふく。薄力粉をふる。
2 米油を170℃に熱し、鰯を1〜2分揚げ、一度ペーパータオルにとって2〜3分休ませてから、再度カリッとするまで二度揚げする。密封容器に鰯、混ぜ合わせた AとBとを交互に重ね、冷蔵庫で2時間以上休ませて、味をなじせる。

鰯フライ

まずは、塩とからしでいただき、
それから、レモンやソースで。
私は昔ながらのウスターソースが好き。

材料（2人分）

真鰯（頭を取り腹開きにして内臓を取り除く）……4尾
塩、白こしょう……各少々
A
- 薄力粉……適宜
- 溶き卵……1個分
- 生パン粉……適宜

米油……適量
好みでレモン、塩、溶きがらし、ウスターソース……各適量

作り方

1 鰯はペーパータオルで水気をふき、塩、こしょうをふる。
2 1の鰯にAの材料を上から順につけ、170℃に熱した米油で約3〜4分、サクッとした食感に揚げる。揚げたてをレモンのしぼり汁や、塩、溶きがらし、ウスターソースなどでいただく。

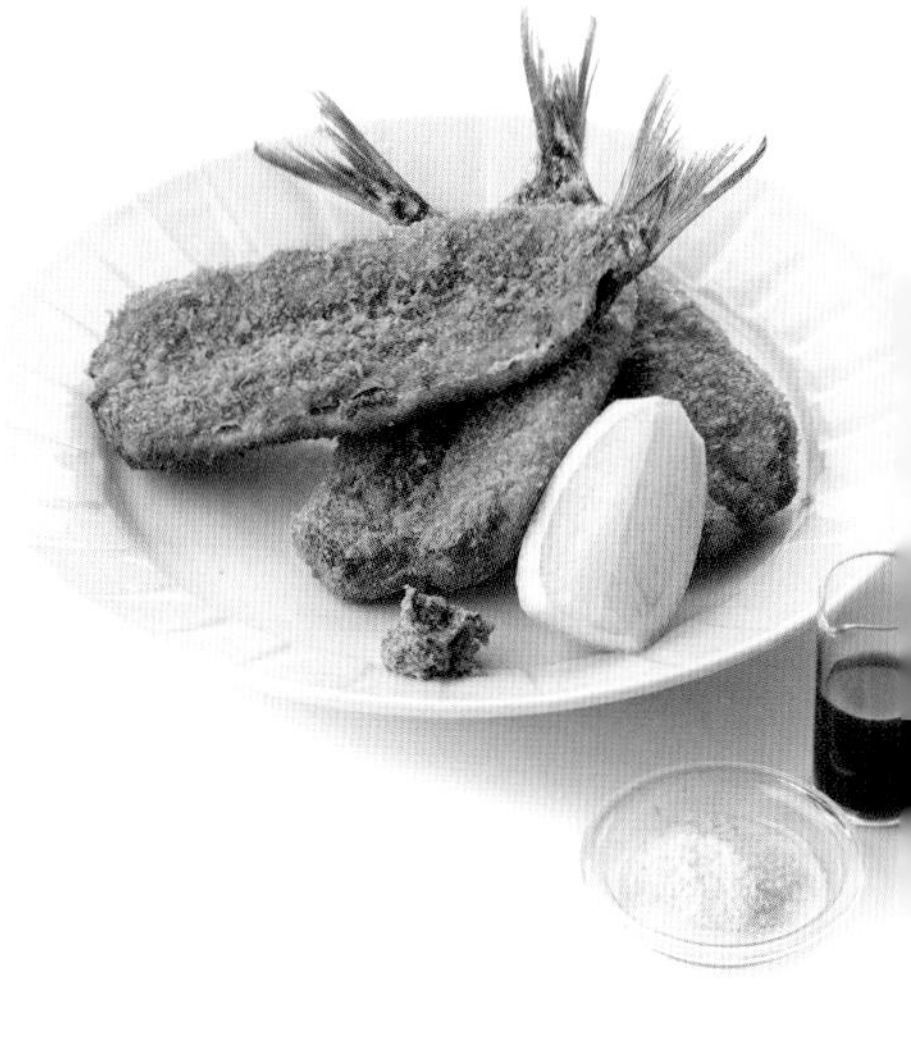

疲れた日には「スープ」。胃腸を休ませ、静かに英気を養う。

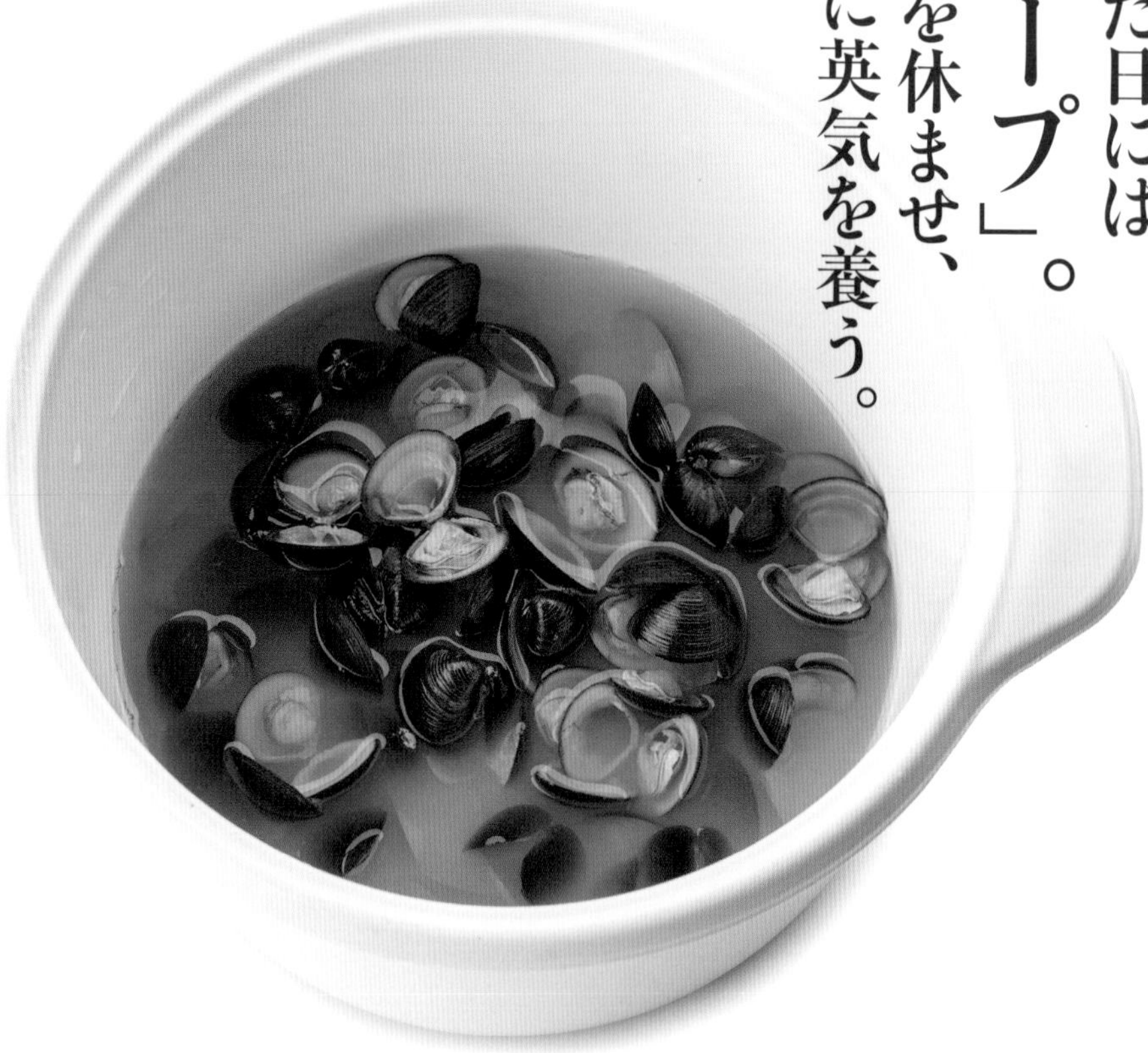

毎日の食事にあるとうれしいのが汁物です。しじみでも鶏もも肉でも、いつもよりちょっとお安い日に買い求めて、多めに汁物を作っておくと、もう一品ほしいというときも助かります。

しじみ汁は飲む滋養。けちらず、たっぷり使って、二日酔いの朝などに、ごくごく飲んでみてほしい。冷たくしてもおいしいし、白みそを加えてみそ汁にしても。

しじみもチキンもスープは少し薄めて、冬はにゅうめんに、夏は冷たく冷やして、同じく冷水でしめたそうめんにかけてぶっかけにと、だし代わりに使えます。スープたっぷりで、おなかがホッとします。身のほうは、しじみはつくだ煮に、鶏肉は裂いて、棒々鶏にしたり、サラダに入れたりしてご活用ください。

自家製チキンスープ

鶏ガラは掃除が大変。でも、
鶏もも肉ならお肉もいただけます。
干ししいたけを加えてうまみをプラスしても。

材料（2人分）

骨つき鶏もも肉（余分な脂を取り除き、
皮に穴をあける）……大きめ1本（約400g）
塩……小さじ1
A
- しょうが（皮つきのまま薄切り）……10枚
- 酒……½カップ

差し水……5カップ
卵白……1個分
白髪ねぎ……½本分

作り方

1 鶏もも肉に塩をもみ込み、深めの大きい鍋に入れる。Aを合わせ入れ、水2ℓも加え、ふたをして強火で沸き立たせ、あくと脂をすくい、ふたを少しずらし弱めの中火で1時間煮る。途中水を足して、でき上がりが1.5ℓぐらいになるようにする。

2 鶏を取り出し、スープをペーパータオルでこす。きれいな鍋にスープを入れ、一度沸かして再度あくと脂を丁寧に除く。ふつふつ沸いているところによく溶いた卵白をスープに混ぜながら加え、卵白がスープに浮く細かいかすを一緒に固めるので、固まったところを丁寧にすくう。器に注ぎ、味が足りないときは塩味を加え、白髪ねぎ、好みで細かく刻んだシブレットを浮かべていただく。密閉袋に小分けして入れ、冷凍しておくと便利。冷凍庫で30日保存可能。

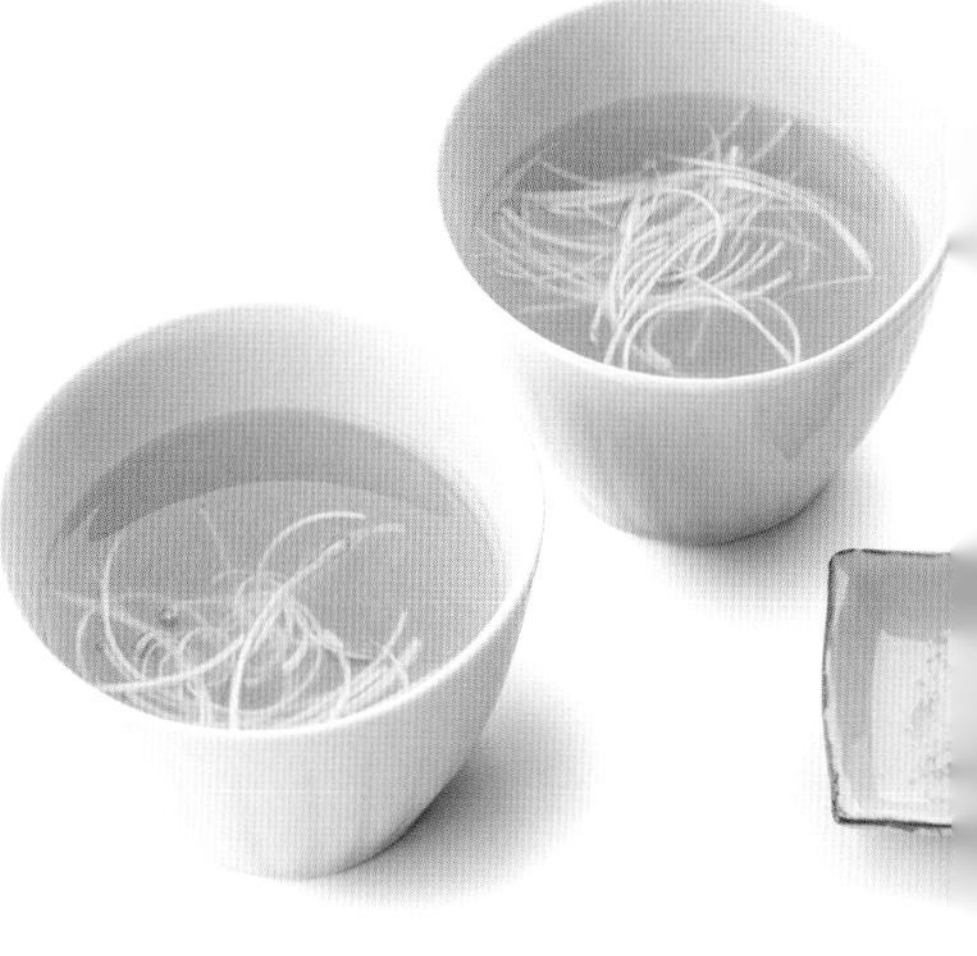

贅沢しじみ汁

驚くほどの量。しじみのエキスが
ぎゅぎゅぎゅっと詰まっています。
二日酔いのときなどに。身はつくだ煮に。

材料（2人分）

しじみ（塩抜きをして、汚れを落とす）……500
酒……¼カップ
B
- しょうが（せん切り）……大さじ1
- 酒……¼カップ
- みりん……大さじ1
- 赤とうがらし……1㎝

作り方

1 しじみと酒と水5カップを合わせ中火にかけ、あくを除きながら30〜40分煮る。途中で差し水2½〜3カップをする。好みの濃さのスープに仕立てる。

2 ペーパータオルを敷いた平ざるなどで一度こす。しじみの身ははずして取りおき、つくだ煮などに。鍋に1のしじみのスープ約3カップを入れBを加えさっと煮立てる。スープを器に注ぎいただく。好みで塩を加えても。

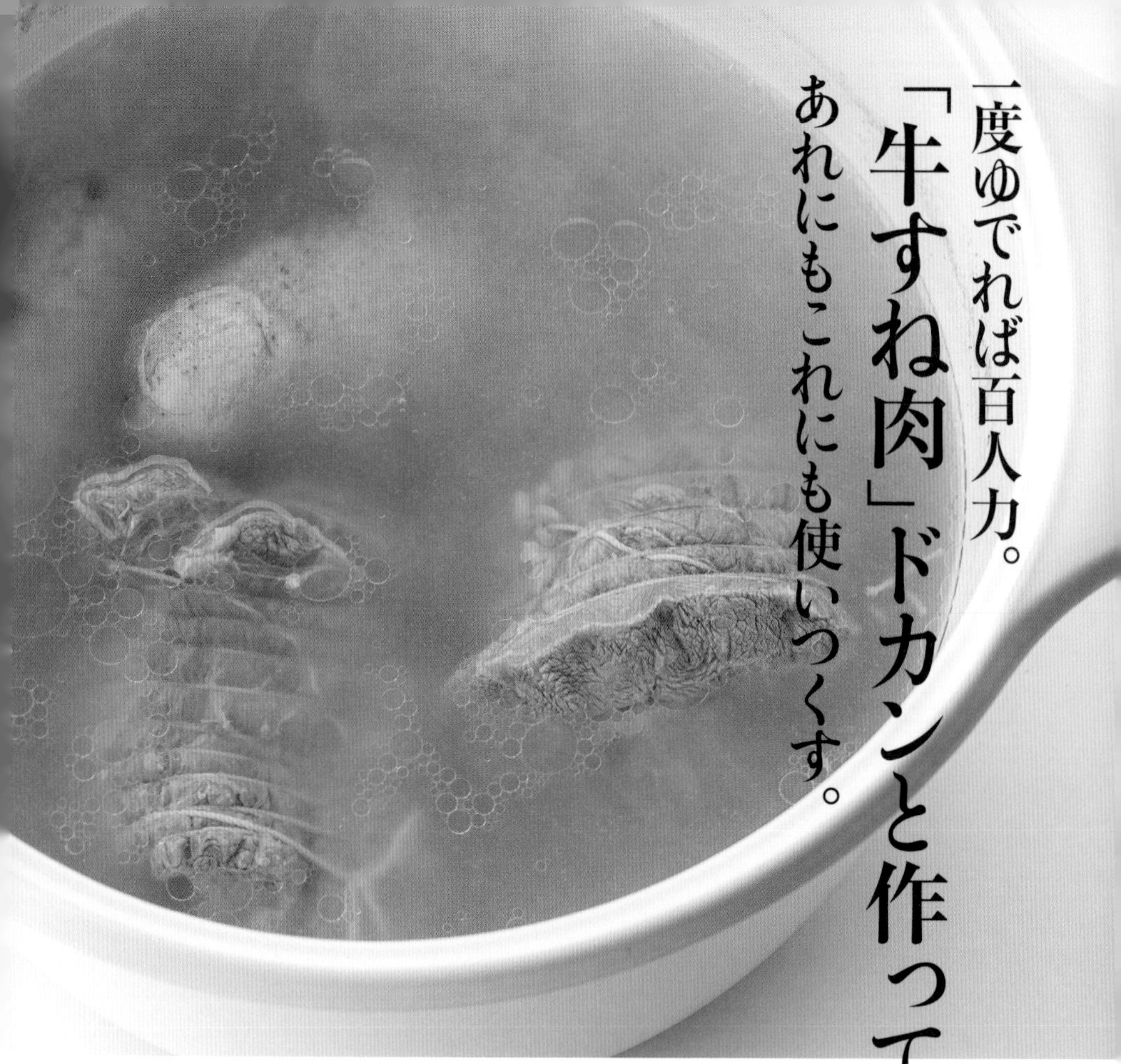

一度ゆでれば百人力。「牛すね肉」ドカンと作って あれにもこれにも使いつくす。

牛肉の中でも手頃感のあるすね肉を塊でゆでて、いろいろな料理に展開していきます。用途によって切り分けて、冷凍ストックしておけば、時間がないときにも安心。毎日の献立の心強い味方に。たこ糸で縛る際、最初にたこ糸を斜めにかけておくと、ゆがまず上手に巻けます。

今回ご紹介している10点のほかに、細かく切ってコロッケにしたり、ポテトと合わせてチーズをのせたグラタンなどもいい。写真のようにじゃがいもを一緒にゆでると便利です。それから、すでに火が通っていてすぐに揚がるので、好みの大きさに切って、砕いたクラッカーや柿の種をパン粉代わりにつけて揚げてもいい。ゆで汁も無駄にすることなく、丁寧にこしておけば、簡単スープが作れます。

ゆで牛すね肉

塊でゆでておけば、ステーキにしたり、揚げたり、サラダにしたり、展開自在。
ホテルのコンソメというわけにはいかないけれど、おいしいストックもとれます。

材料(作りやすい分量)

牛すね肉塊(余分な脂を取り除く。
　今回2kg使用)……1kg
塩……小さじ1
水……2ℓ
A
- にんにく……1かけ
- ベイリーフ……1枚
- 白ワイン……¼カップ

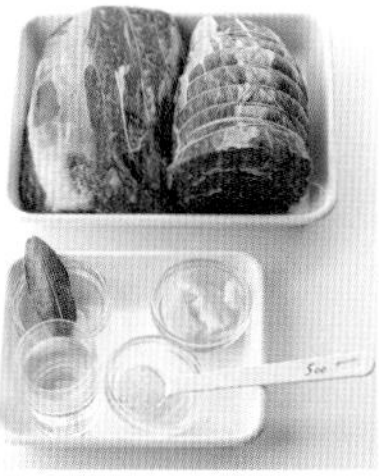

材料はいたってシンプル。たったこれだけ。

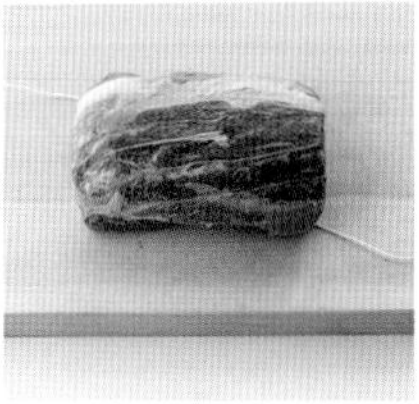

a　斜めに置いたたこ糸に塊肉をのせる。

作り方

1 牛すね肉はアキレス腱の太さが均一の部分を選び、縦半分に切り、たこ糸で巻いて形を整える。糸先を左10cm残し、肉の塊をたこ糸の上に、糸が左から右下に斜めに通るようにして置き(a)、右側から肉に2cm間隔で下の糸も巻き込みながら、均一な力で肉が反らないようにたこ糸を巻く(b、c)。

2 塩をすり込む。深めの鍋に肉、A、水2ℓを入れ(d)、ふたをして強火にかける。沸いてきたら白ワインを加え(e)、あくと脂をすくい(f)、強めの弱火でふたをして40分煮る。そのまま粗熱が取れるまでおく。ゆで汁はペーパータオルでこして(g)、コンソメスープとして活用(作り方66ページ)。

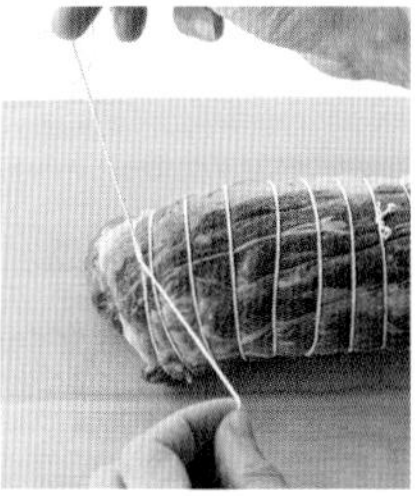

b　右から均等にくるくる巻いていく。

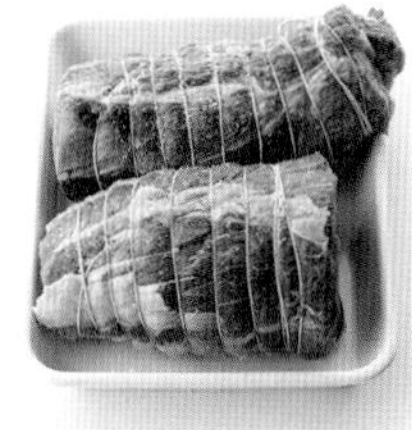

c 残りも同様にたこ糸を巻いたところ。

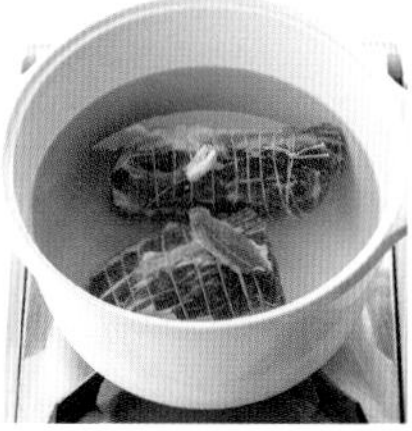

d　水から入れてふたをして火にかける。

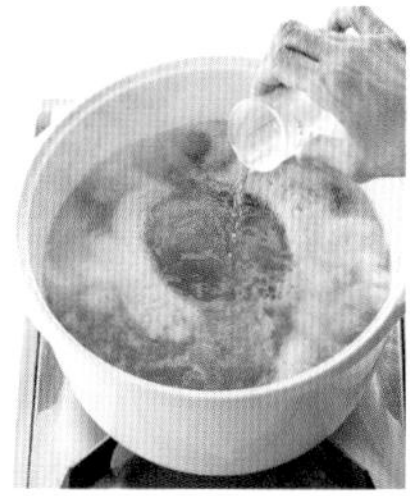

e　沸いてきたら白ワインを加える。

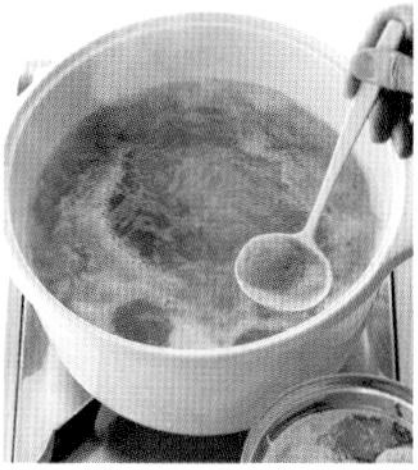

f ふつふつしてきたら大きなあくをすくう。

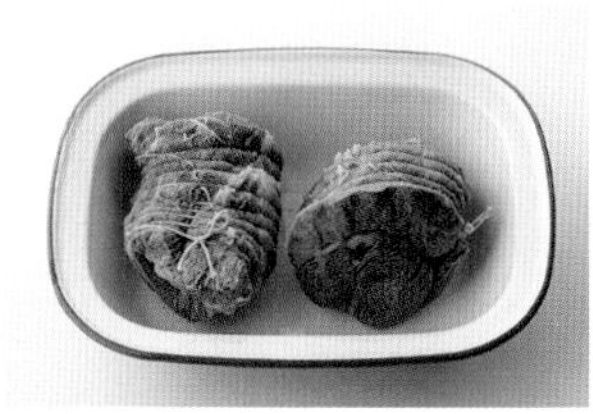

仕上がりの状態。

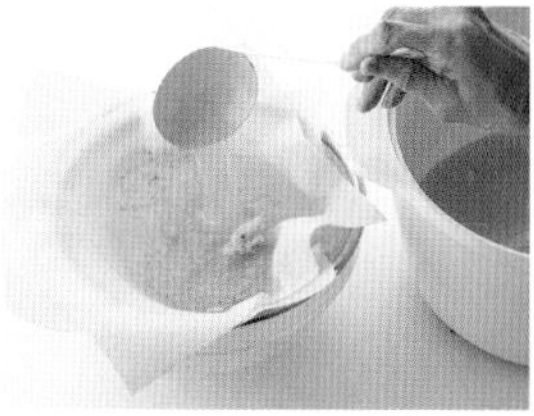

g　ゆで汁はこしてコンソメスープに(p.66)。

ゆで牛すね肉を10倍楽しむ料理

前ページのゆで牛すね肉を使ったアレンジ料理。冷蔵庫に作りおきしておけば、いざという時にもなにかと便利です。

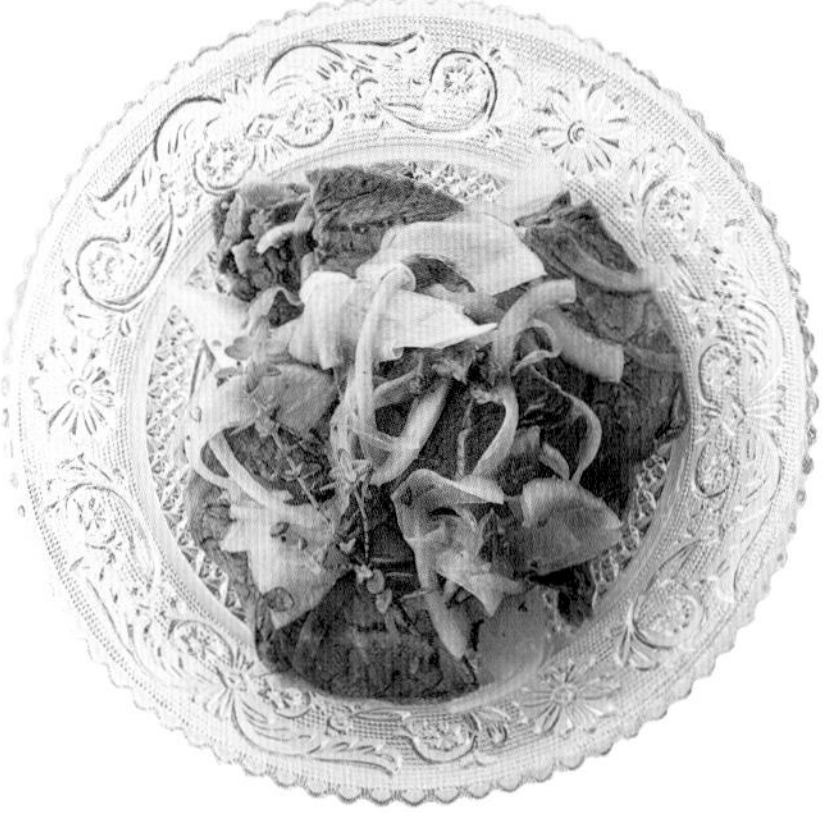

酸味のきいたさっぱりサラダ

牛すね肉の薄切りサラダ

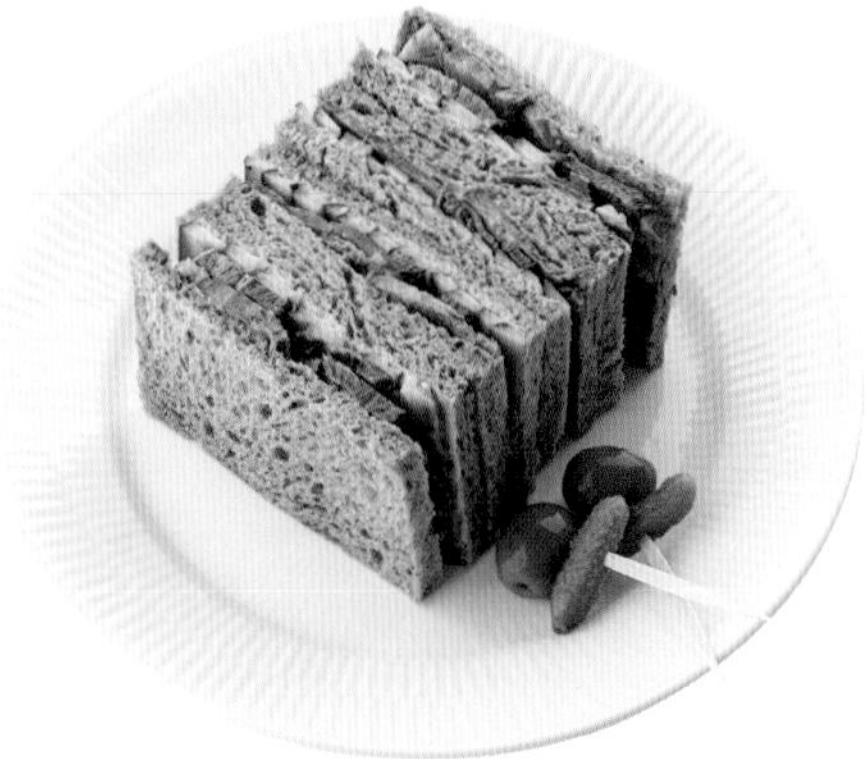

からしの代わりにかんずりを

牛すね肉ときゅうりのサンドイッチ

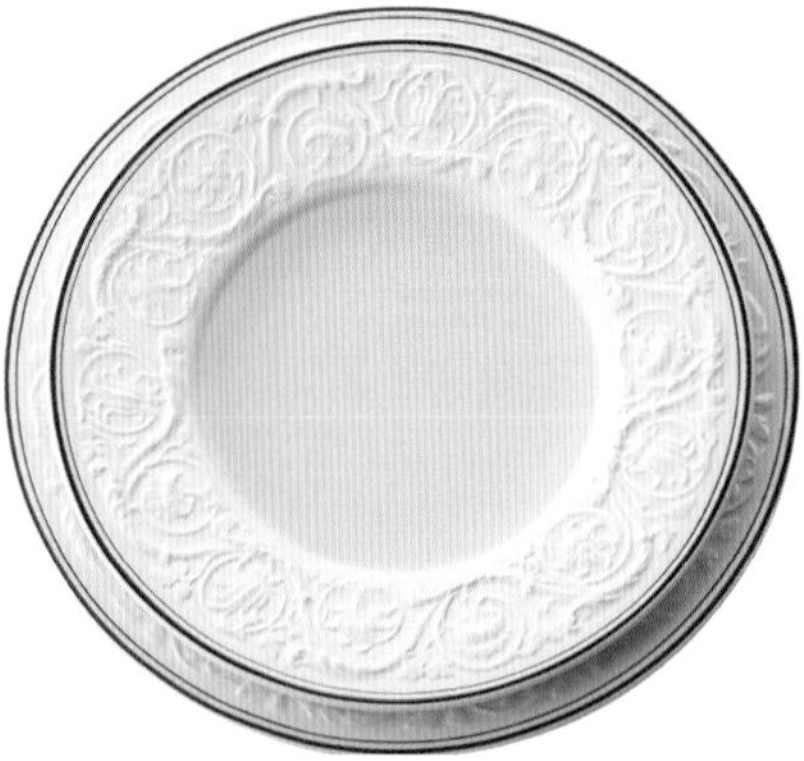

卵白で細かいあくを一掃

コンソメスープ

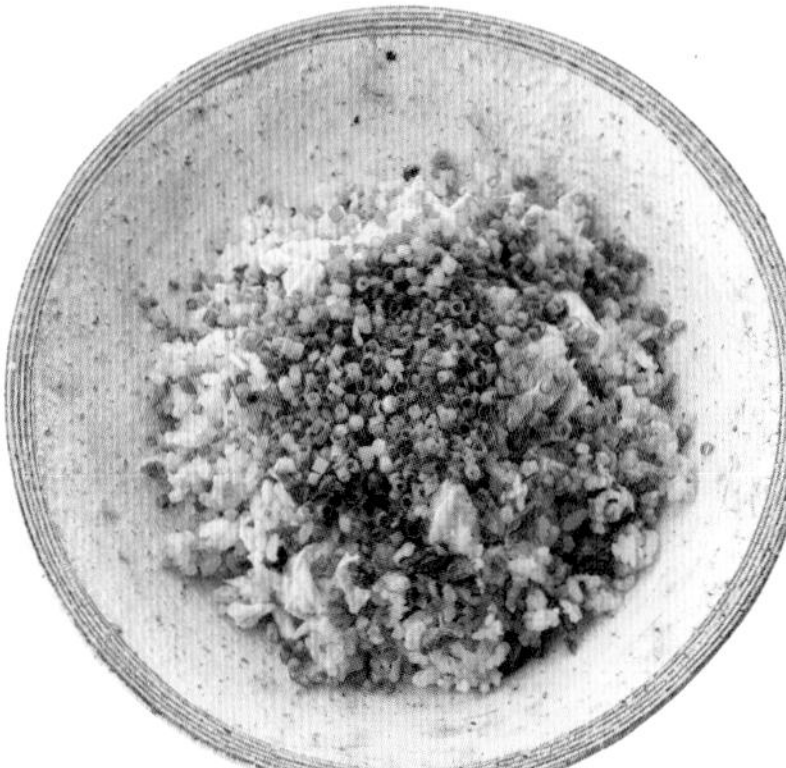

卵を先にいためるのがポイント

牛すね肉卵チャーハン

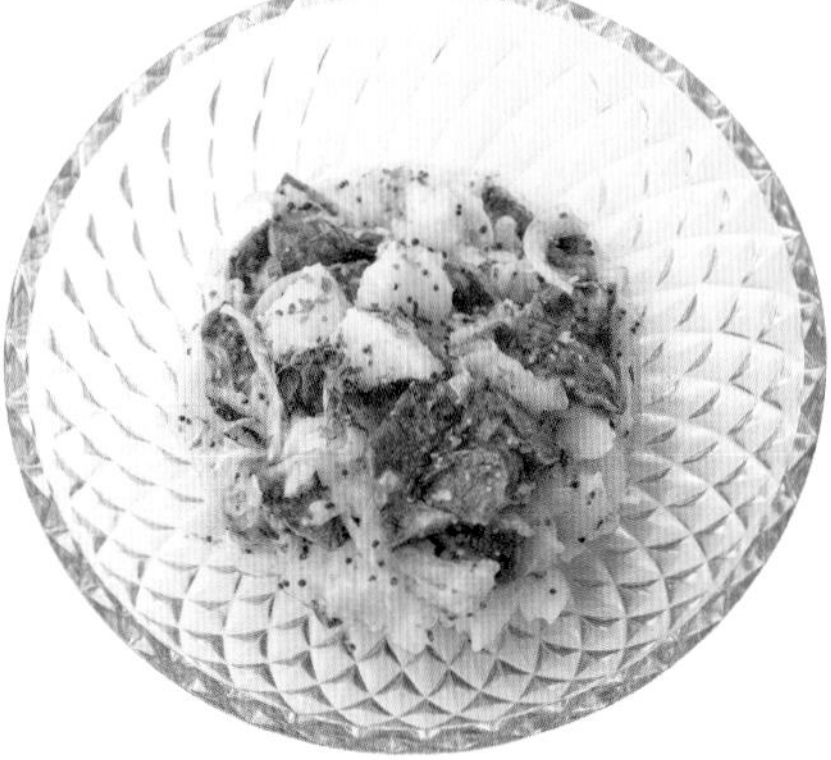

ドレッシングにナンプラーをしのばせて

ジャーマンポテトサラダ

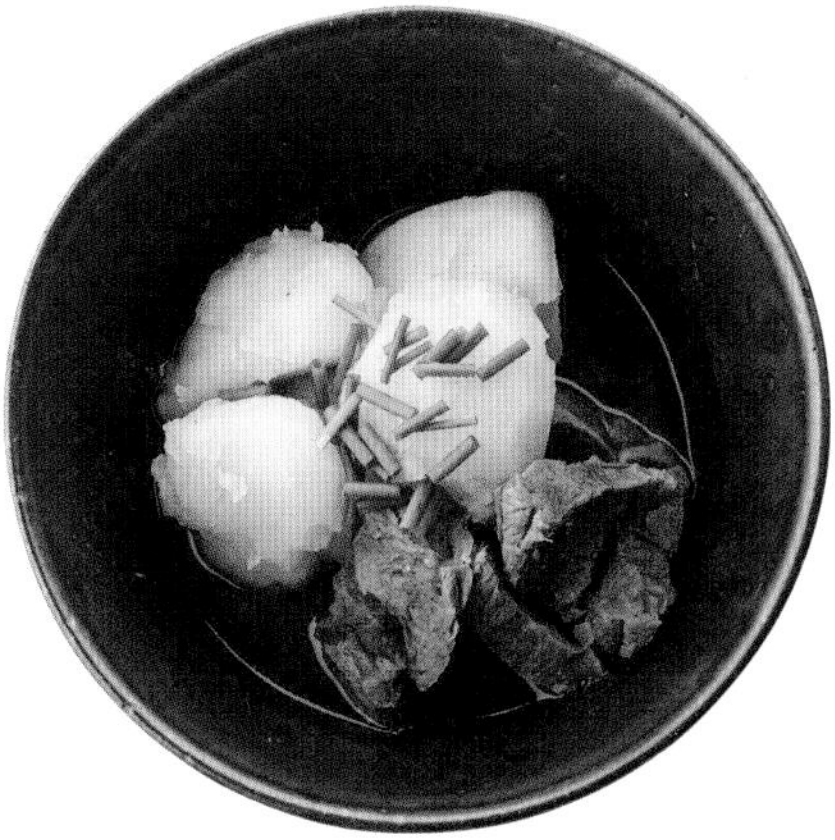

コンソメスープで煮る洋風味
牛すね肉じゃが

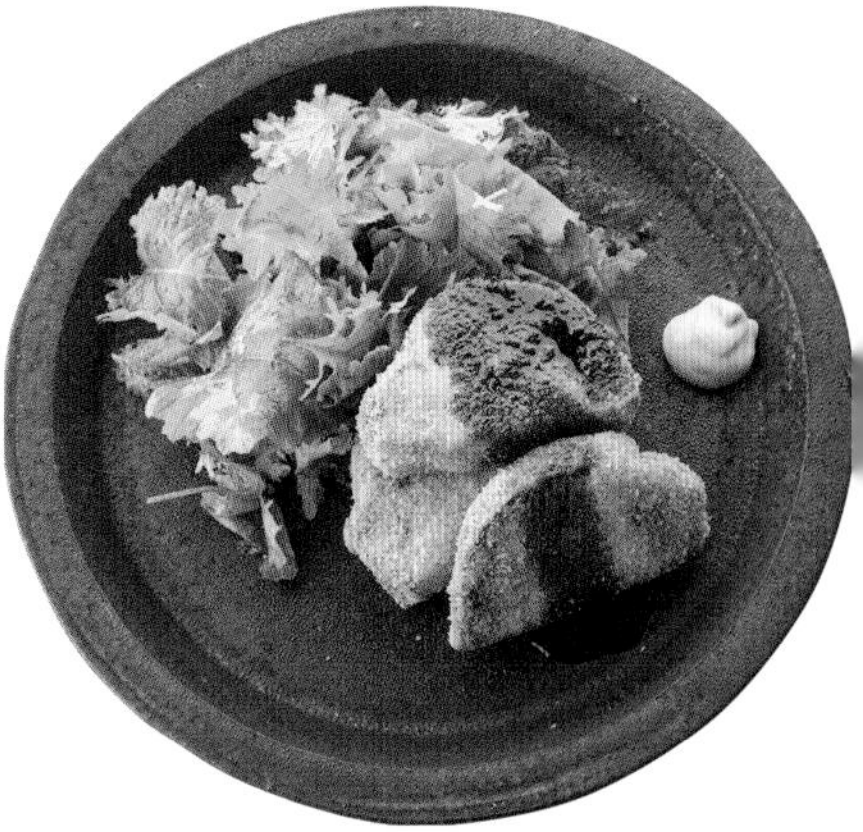

さっと揚げるだけで OK
牛すね肉カツ

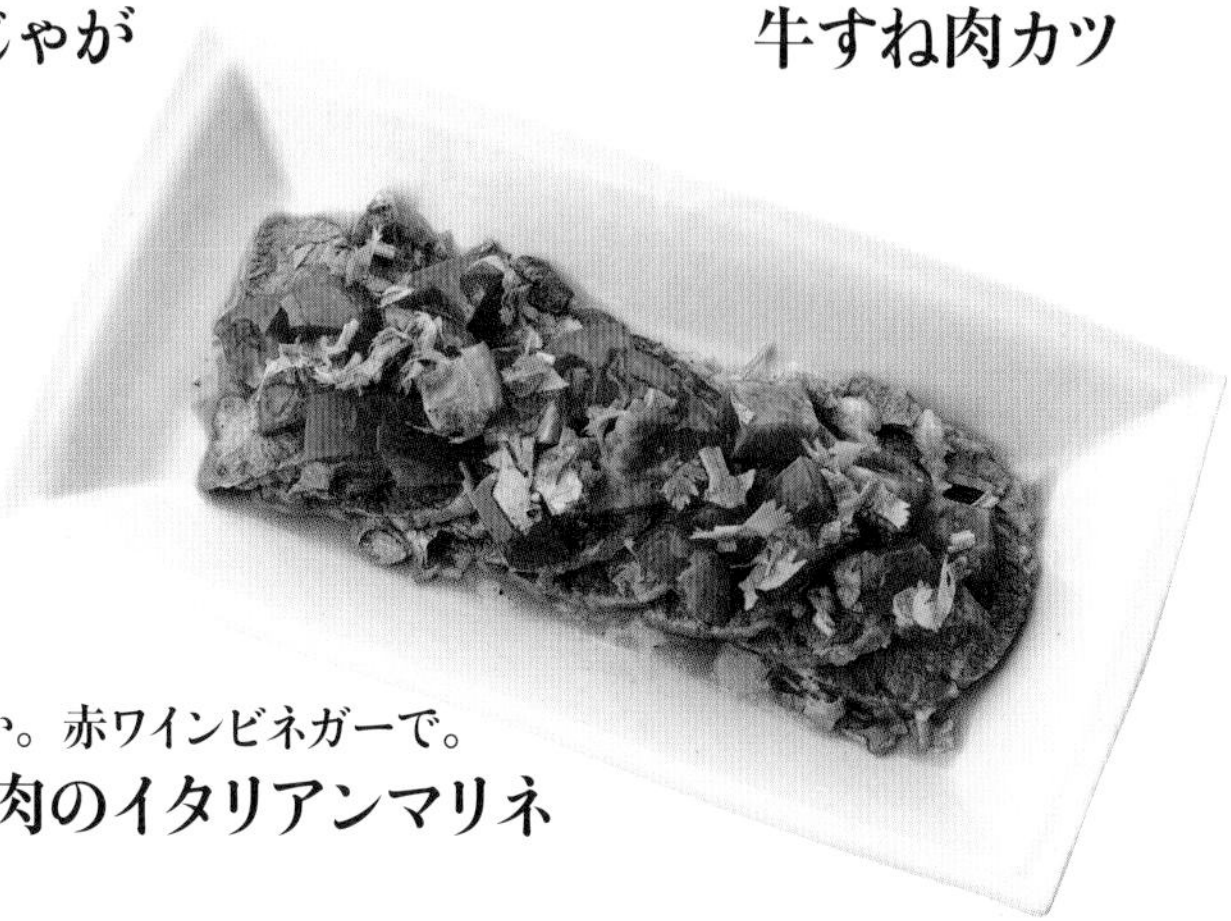

彩り鮮やか。赤ワインビネガーで。
牛すね肉のイタリアンマリネ

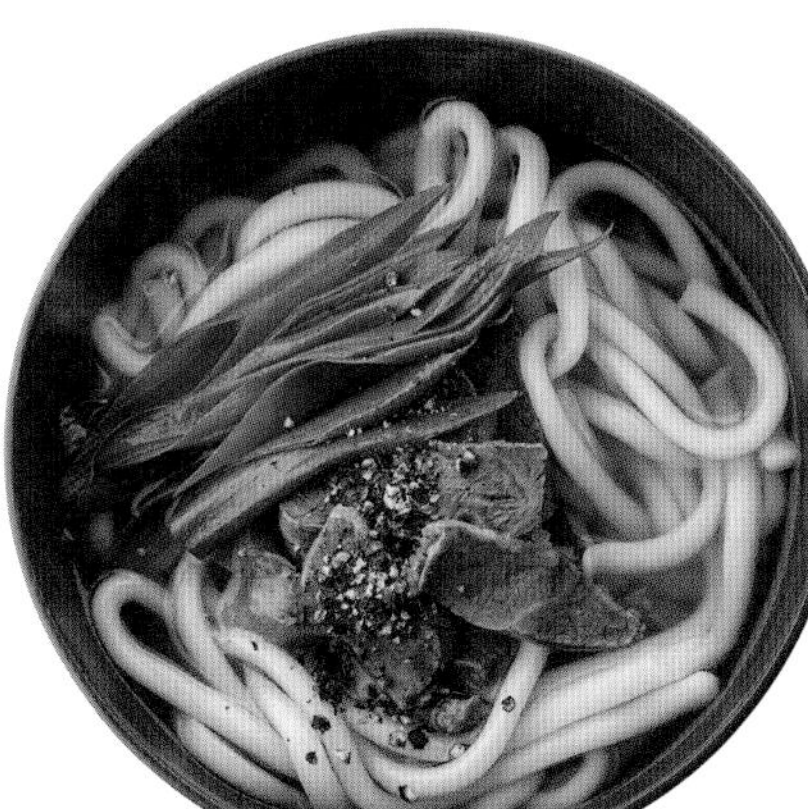

吸い口は粗びき黒こしょう
牛すね肉うどん

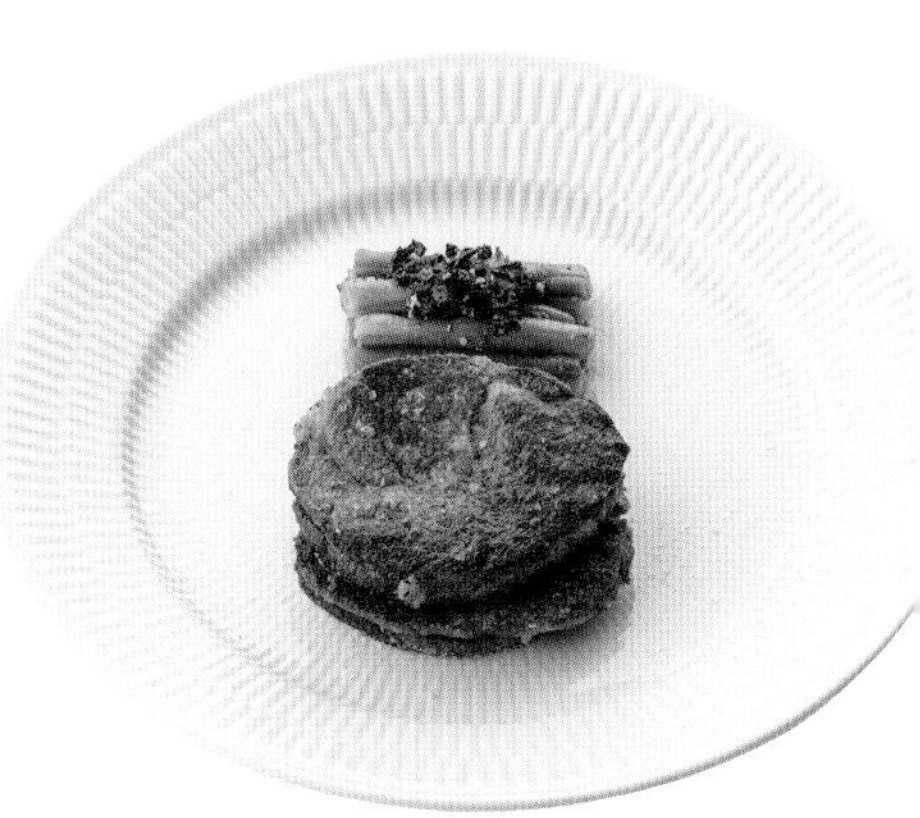

薄く粉をはたいて焼く
牛すね肉のソテー

牛すね肉の薄切りサラダ

材料（2人分）

ゆで牛すね肉（薄切り）……80g
玉ねぎ（薄切り）……½個分
タイム……適宜

A
- 白ワインビネガー……大さじ1
- フレンチマスタード……小さじ1
- ケイパー（粗みじん切り）……小さじ1
- 塩……小さじ½
- 白こしょう……少々

作り方

ゆで牛すね肉と玉ねぎをAであえて15分おき、器に盛ってタイムをあしらう。

牛すね肉ときゅうりのサンドイッチ

材料（1人分）

ゆで牛すね肉（薄切り）……50g
サンドイッチ用のパン……4枚

A
- マヨネーズ……大さじ1
- かんずり……小さじ½

きゅうり（厚さ5㎜の薄切り）……½本

作り方

パンにAをぬり、きゅうりとゆで牛すね肉をはさみ、好みの形に切る。

コンソメスープ

材料（作りやすい分量）

ゆで牛すね肉とスープ……1kg分
卵の白身……1個分
好みでパセリ、シブレット（ともに刻む）……適量

作り方

牛すね肉1kgをゆでたら室温になるまでそのままおき、肉を取り出し、スープをペーパータオルでこす。鍋にスープを入れ、味をみて薄いようであればふたをせずに火にかけて少し沸かす。ふつふつ沸いているところに卵白を混ぜながら加える。卵白がスープに浮く細かいかすを一緒に固めるので、丁寧にすくう。好みで塩を加える。パセリ、シブレットも合う。冷蔵で3日間、冷凍で30日保存可能。

ジャーマンポテトサラダ

材料（2人分）

ゆで牛すね肉（薄切り）……80g
じゃがいも（メークイン／中／皮ごとゆでる）……2個
白ワインビネガー……大さじ1½
玉ねぎ（繊維にそって薄切り）……½個分

A
- オリーブ油……大さじ3
- 白ワインビネガー……大さじ2
- 三温糖……小さじ1
- ナンプラー……大さじ1½
- 白こしょう……適量

塩、酢、パセリ（みじん切り）……各適量

作り方

1 じゃがいもは熱いうちに皮をむき、ボウルに入れ粗くつぶす。白ワインビネガーをかけておく。

2 1のボウルに玉ねぎとAを混ぜ合わせ、ゆで牛すね肉を加えて混ぜ、1時間冷蔵庫でおき、味をみて塩や酢を加えて味を調える。パセリを散らす。

牛すね肉卵チャーハン

材料（1人分）

ゆで牛すね肉（粗みじん切り）……50g
溶き卵……1個分
にんにく（みじん切り）……小さじ½
ご飯……1膳分
塩……小さじ½
しょうゆ……少量
あさつき（小口切り）……2〜3茎
白こしょう……適宜
ごま油……大さじ3

作り方

中華鍋にごま油大さじ1を中火で温め、溶き卵を加え、大きなスクランブルエッグにして取り出す。同じ鍋ににんにく、残りのごま油を中火で熱し、ゆで牛すね肉を加えていため、ご飯を加える。玉じゃくしで空気を入れるようにいため、塩、白こしょうを加える。卵を戻し、味をみて、しょうゆを鍋肌から加え混ぜる。器に盛り、たっぷりのあさつきを散らす。

牛すね肉じゃが

材料（2人分）

ゆで牛すね肉（一口大の乱切り）……200g
じゃがいも（男爵／小さめ／4等分にして
　皮をむき面取りする）……2個分
コンソメスープ（作り方は66ページ／
　なければだし）……1½カップ
三温糖……大さじ1½
酒……大さじ2
うす口しょうゆ……大さじ1
あさつき（長さ2㎝に切る）……3本分

作り方

土鍋にコンソメスープとゆで牛すね肉とじゃがいもを入れ、中火にかけ、Aを加え、ふたをして中火で煮る。じゃがいもがやわらかくなったら、火を止め、ふたをして30分ほど蒸らす。再度火にかけ、うす口しょうゆで味を調える。あさつきをあしらう。

牛すね肉カツ

材料（1人分）

ゆで牛すね肉（3枚に切る）……50g
A
- 薄力粉……適宜
- 溶き卵……1個分
- 生パン粉……適宜

ミニケール……½パック
バルサミコ酢……大さじ1
B
- オリーブ油……大さじ1½
- 塩、こしょう……適宜

フレンチマスタード……適宜
米油……適宜

作り方

ゆで牛すね肉にAを上から順につけ、170℃の米油で2〜3分カリッと揚げる。ミニケールをバルサミコ酢とBであえて盛りつけ、フレンチマスタードを添える。

牛すね肉のイタリアンマリネ

材料（2人分）

ゆで牛すね肉（薄切り）……150g
玉ねぎ（薄切り）……¼個分
タイム（みじん切り）……大さじ1
アンチョビ（みじん切り）……小さじ1
オリーブ油……大さじ3
赤ワインビネガー……大さじ1½
白こしょう……少々

作り方

ゆで牛すね肉とその他の材料をすべて合わせてあえる。

牛すね肉うどん

材料（1人分）

ゆで牛すね肉（一口大に切る）……50g
ゆでうどん……1玉
コンソメスープ（作り方は66ページ）……3カップ
酒……大さじ2
みりん……大さじ1
塩……小さじ½
うす口しょうゆ……少々
青ねぎ（斜め薄切り）……2本分
粗びき黒こしょう……適宜

作り方

コンソメスープに酒を加えて沸かし、みりんを加え、ゆで牛すね肉、ゆでうどんを加える。味をみて塩、うす口しょうゆで味を調え、長ねぎを添える。

牛すね肉のソテー

材料（1人分）

ゆで牛すね肉（2枚に切る）……50g
セミドライトマト（せん切り）……大さじ1
バター……大さじ1½
いんげん（ゆでる）……5本
薄力粉……適量

作り方

ゆで牛すね肉に茶こしで薄力粉を全体にふる。熱したフライパンにセミドライトマト、バターを入れ、牛すね肉をソテーして器に盛る。いんげんも盛りつけ、鍋のバターソースをかける。

ひとりごはんの楽しみ。「小鍋」一つでフルコース。

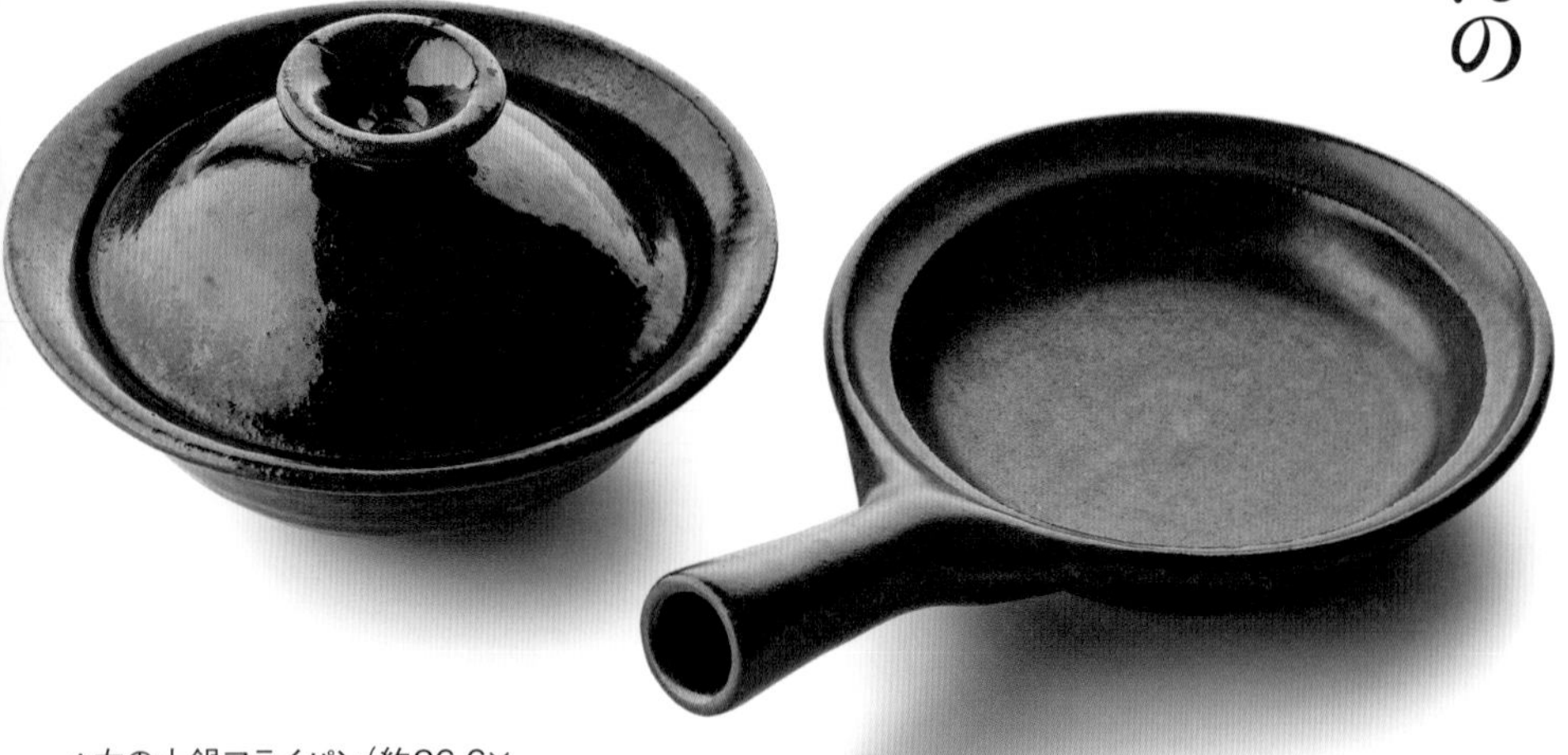

＊右の土鍋フライパン（約26.6×16.5×6.5cm）、左の小鍋（直径約17×高さ5.5cm）、蓋（直径約14×高さ6cm）　ななかまど小鍋揃え（松田美智子の自在道具）

これまでの暮らしの中で、土鍋のよさは充分におわかりかと思います。でも、一人で食事をするというときに、普通サイズの土鍋は持て余してしまいますよね。そんなときに便利なのが、小さな土鍋フライパンと小鍋、蓋のセット（＊）です。

フライパンは少量の食材を焼いたり、いためたり、煮たりするのに、この上なく使い勝手がいい。朝、ソーセージやベーコンなどを焼いて出てきた油で卵を焼くと、余熱で火が入るので卵がかたくなりません。小鍋のほうは少量のお粥が炊けたり、野菜を蒸したり。小さいし、形も美しいので、そのまま食卓に出せるのもいいところ。リッチな気分で食事が楽しめます。どちらも大活躍すること間違いなしです。

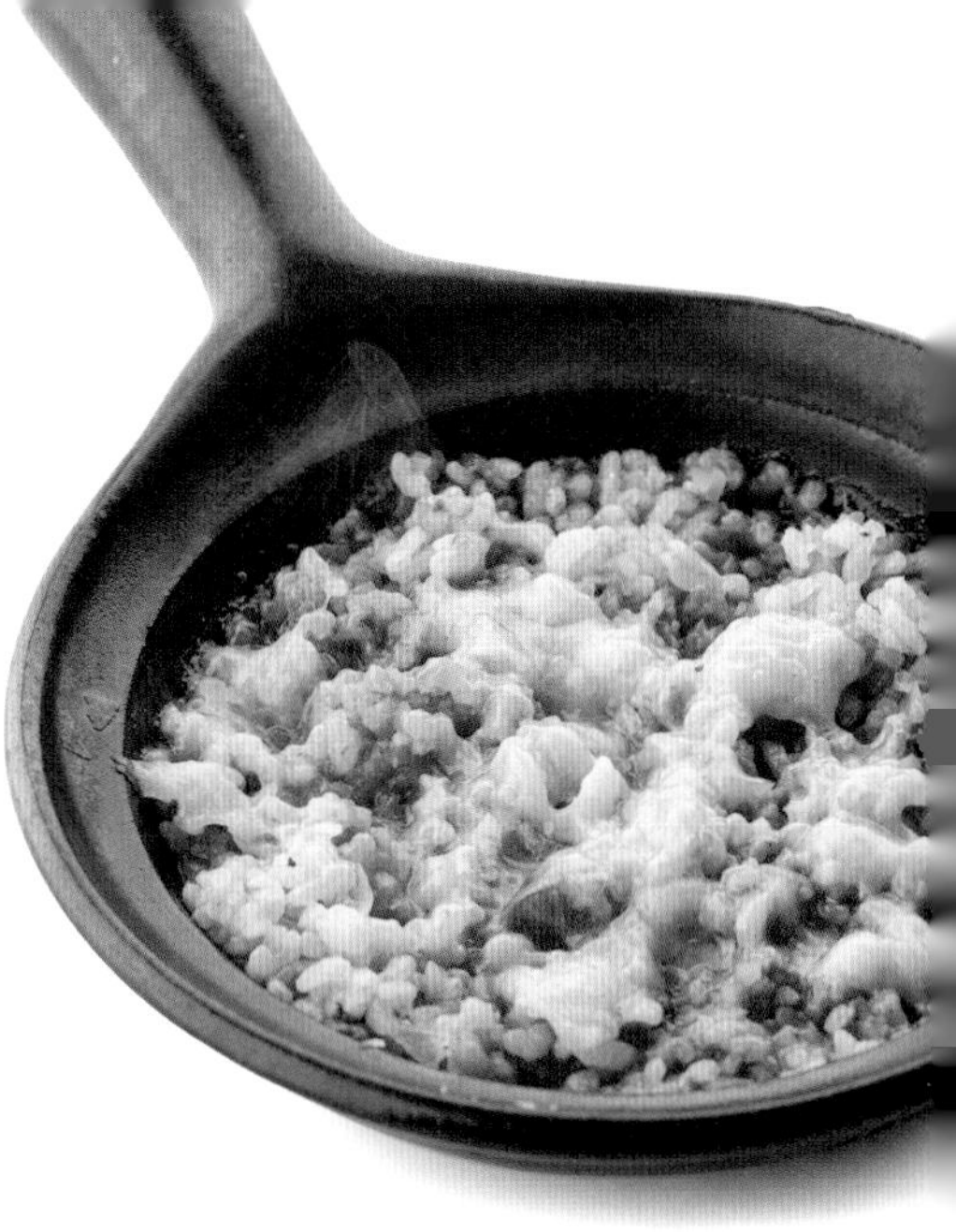

焼きリゾット

ステーキの焼き汁をリゾットにして
余すことなくいただきます。
肉汁を吸ったご飯がおいしいんです。

材料（1人分）

塩、白こしょう……各適宜
ご飯……半膳分
ピーマン（みじん切り）……1個分
白ワイン……大さじ1
チキンまたはビーフのスープ……½カップ
パルミジャーノ・レッジャーノ
（すりおろす）……適宜
塩、ナンプラー……適量

作り方

ステーキを食べた後、鍋の焼き汁にご飯を加え、ピーマンと白ワイン、チキンまたはビーフのスープを加え、ふたをして弱めの中火でリゾット風に火を通し、パルメジャーノ・レッジャーノを散らす。味が薄ければ、塩、ナンプラーなどで調味する。

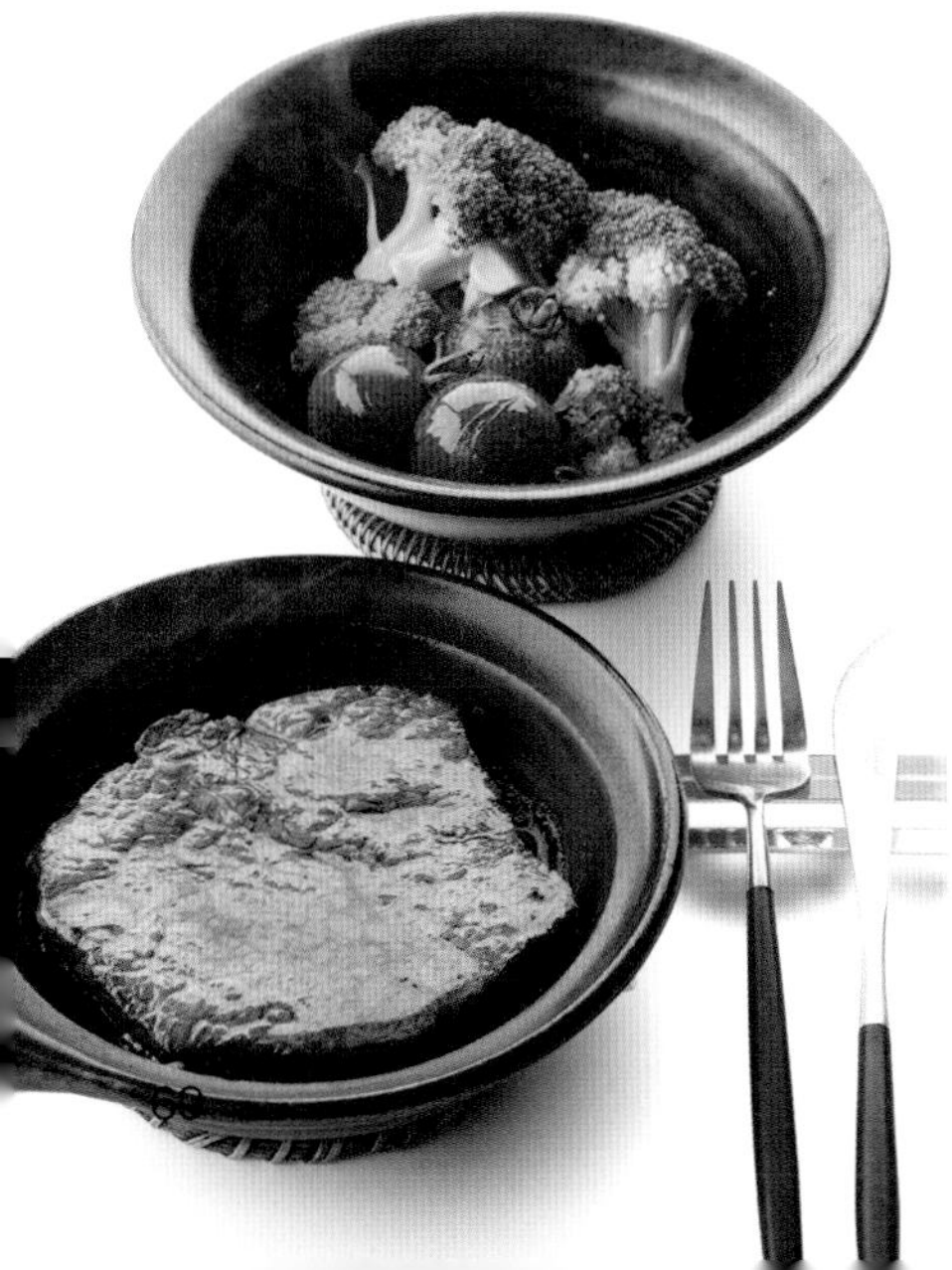

ミニステーキ 蒸し野菜添え

まず肉を塩だけでじんわり焼いて、
火から下ろしてからこしょうをふります。
ミニ土鍋に野菜を蒸して添えて。

材料（1人分）

牛肉の赤身（ステーキ用）……130～150g
ブロッコリー……3～4房
ミニトマト……適宜
白ワイン……大さじ1

作り方

土鍋を弱火でゆっくり熱する。室温に戻した牛肉の赤身を軽く塩を両面にして土鍋に入れ、ふたをして3分、弱めの中火で焼き、上下を返し、1分ぐらいで火を止め、好みの焼き加減でこしょうをふる。小鍋に小房に切り分けたブロッコリーとミニトマトを入れ、白ワインをかけ、塩、白こしょうをしてふたをし、弱火で3分加熱して火を止め、蒸らす。

コンビニのお助け食品、「ナッツ、チーズ、のり」

あるお医者さまから言われたのが、「コンビニで買ってもいいのは、ナッツと6Pチーズ」。ナッツは、ダイエットやアンチエイジングの効果がある健康食品と注目されています。私がときどき買っているのは、国際的な有機認証を受けているアーモンドに、国産のちりめんじゃこ、あおさのり、また、桜えびとガーリックパウダーやとうがらしを加えたアーモンドミックス。おやつにしたり、ワインのおつまみにもします。スーパーではオーガニックの素焼きのナッツを。塩分も入っていないので、自由に好みの味をつけることできます。

6Pチーズはプロセスチーズの中では、長く愛されているもの。小腹がすいたときなど、のりで、きゅうり、チーズを巻いてぱくっと。のりはご存じの通り、栄養豊富。口さびしいときに、パリパリと召し上がってもいいと思います。

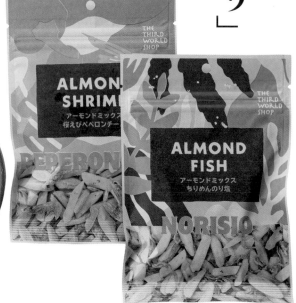

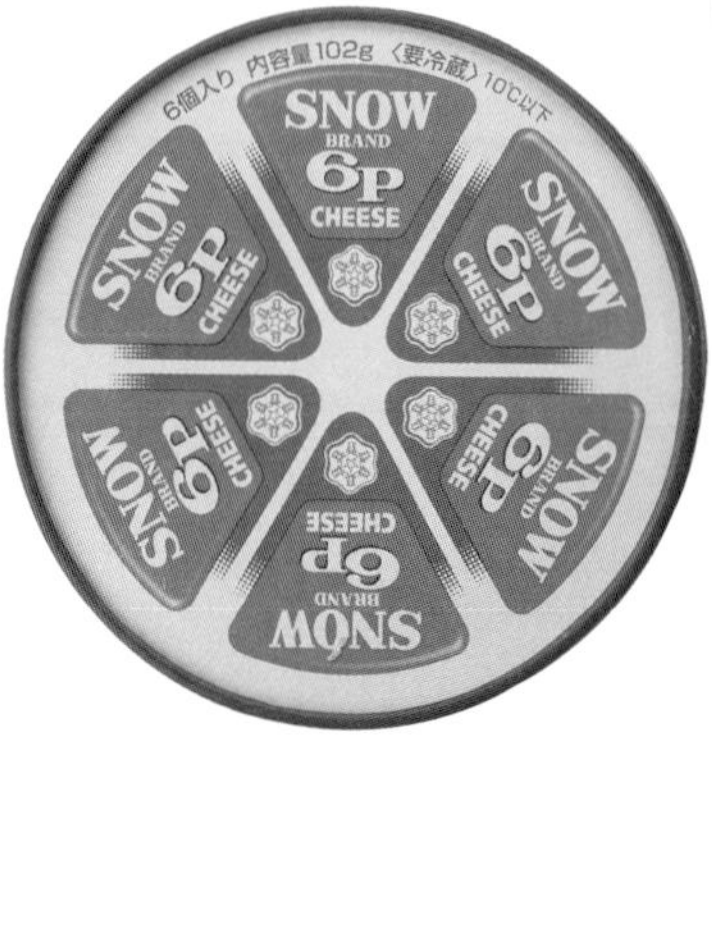

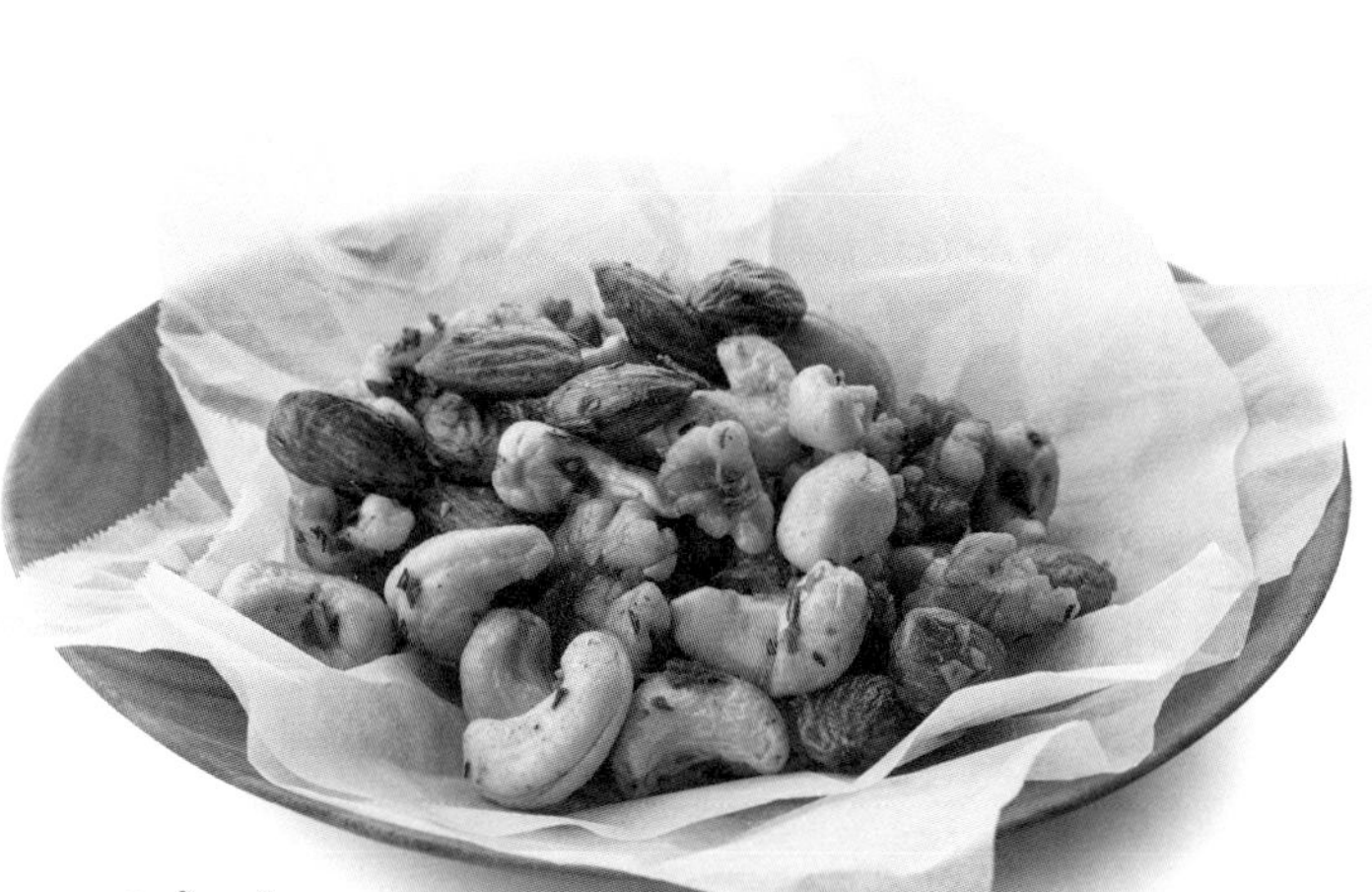

ローストナッツ

水分が少し入ったほうがナッツに味が入りやすいので、味を出すためと
水分としてナンプラーを少々。ピリ辛加減はお好みで。

材料（作りやすい分量）

にんにく（みじん切り）……小さじ1
赤とうがらし（みじん切り）……適量
ローズマリー（葉先のみじん切り）……大さじ1
オリーブ油……大さじ3
ナッツいろいろ（味のないもの）……1カップ
ナンプラー……大さじ1〜2
好みでカイエンペッパー……適量

作り方

1 フライパンににんにく、赤とうがらし、ローズマリーとオリーブ油を混ぜて、中火にかけていためる。

2 ナッツを加え、焦がさないようにいため、ナンプラーを加えいため、好みで最後にカイエンペッパーをふる。ペーパータオルに広げ、粗熱が取れたら、別のペーパータオルを敷いた密閉容器に入れる。冷蔵庫で1週間保存可能。

のりチーズ

小腹が減ったときにおすすめしたい組み合わせ。
罪悪感軽減。おなかにもやさしいので、
よくいただいています。おつまみにも最適。

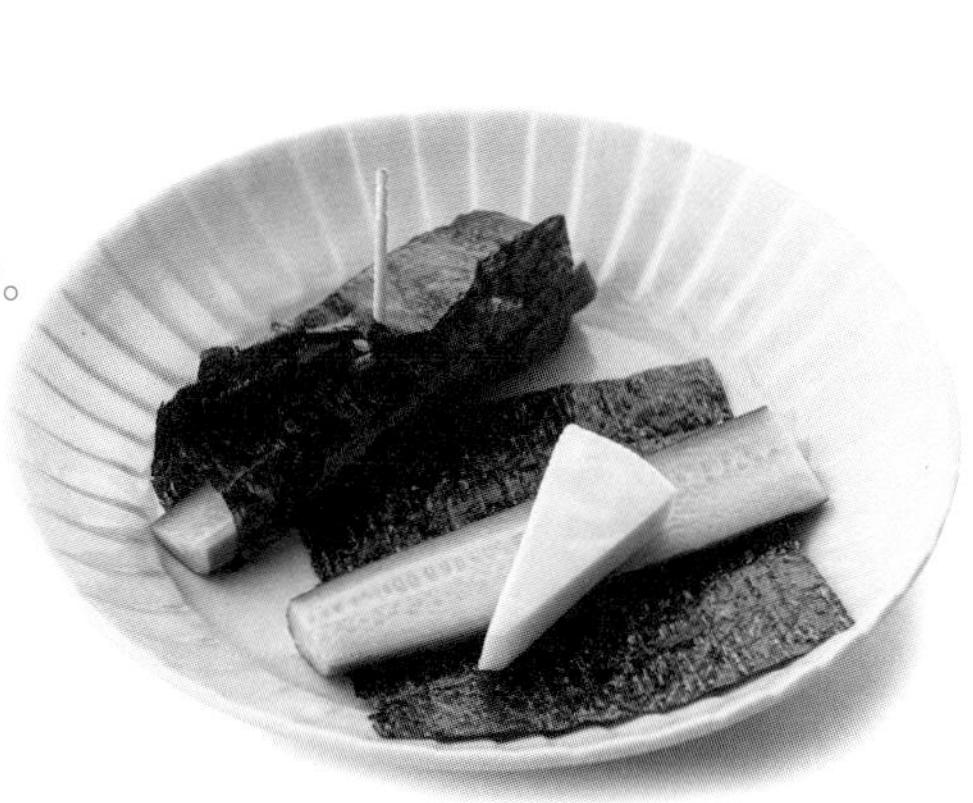

作り方

1 チーズにのりを巻く。おなかが減っているときは半分に切ったきゅうりも一緒に。

冷凍油揚げ

好みの大きさに切り、真空にして冷凍。使うときは真空のまま水につけてもどし、いつもの料理に。

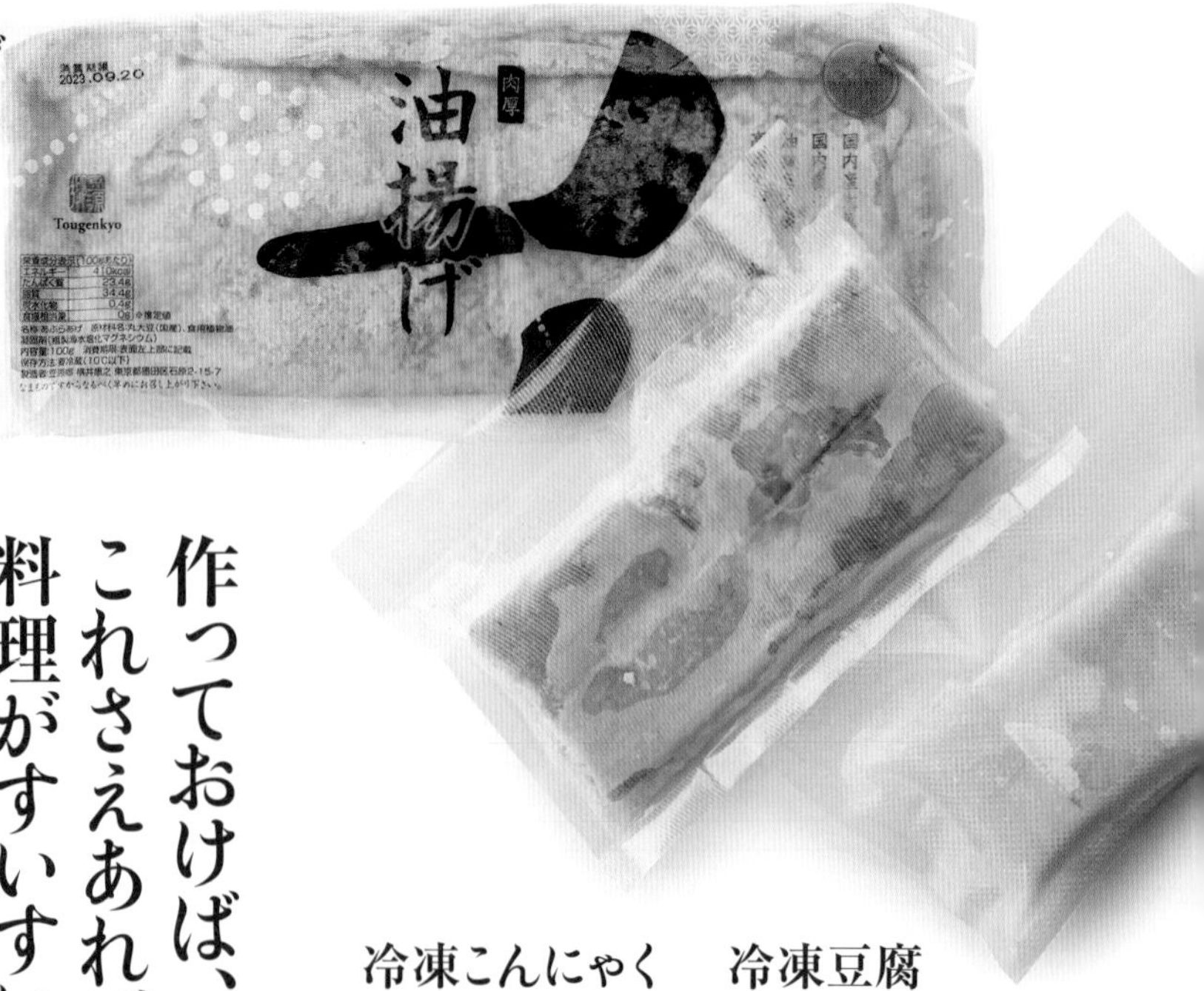

作っておけば、超らくちん。これさえあれば、料理がすいすい。今こそ試してほしい「準備菜」。

冷凍こんにゃく

½丁を1㎝幅一口大に切り、真空にして冷凍。使うときは真空のまま水につけてもどす。そのまま煮物やちぎっていため物、下味をつけて揚げ物、切って煮込みなどに。

冷凍豆腐

½丁を1㎝厚さで一口大に切り、真空にして冷凍。使うときは真空のまま水につけてもどす。豆腐の水を絞り、そのまま鍋や煮物、ちぎっていため物、みそ汁の具に。

常備菜を作っている方、多いのではないでしょうか。少し濃いめの味をつけて日もちをよくする。用意しておけば、パッと副菜になる。でも、一人暮らしだと、せっかく作った常備菜なのに、途中で飽きて食べきれないことも多い。そこで、おすすめするのは「準備菜」。買い物から戻ったらすぐに水分をとったり、ゆでたり、冷凍したり。素材として日もちがするよう下処理しておくと、思いついたらすぐに料理にとりかかれます。つまり、冷凍庫や冷蔵庫の中が、自分流にカスタマイズされたプチスーパーのような状態です。

こんにゃくと豆腐は左ページのように下ごしらえしたあと、余った分は冷凍します。冷凍豆腐や冷凍こんにゃくは煮物や鍋物に最適。だしをよく吸ってくれます。

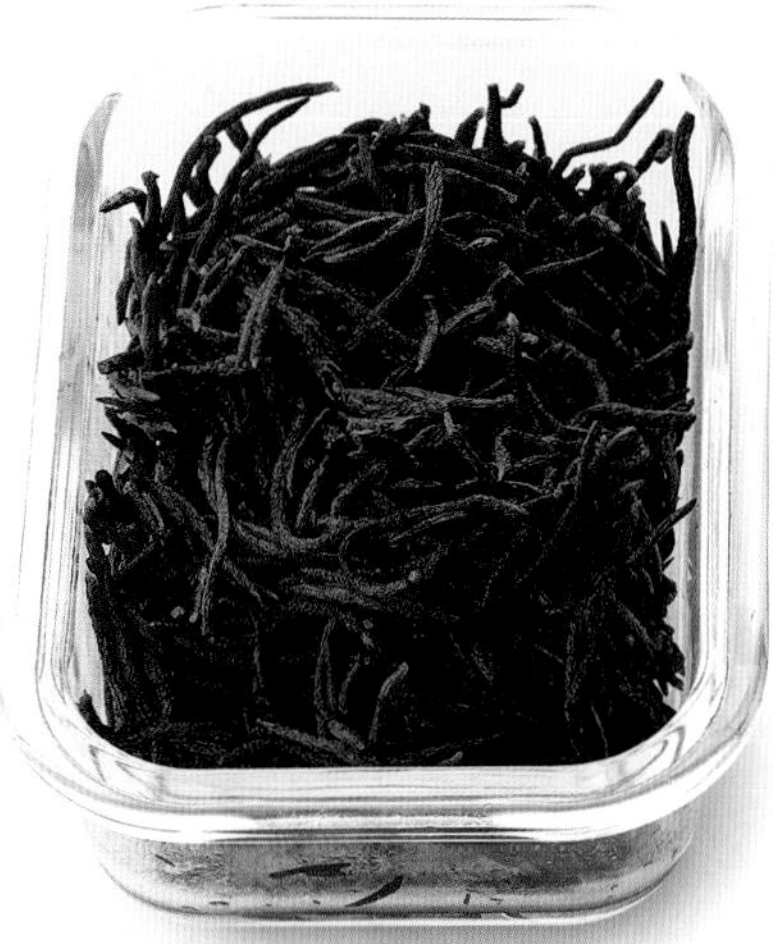

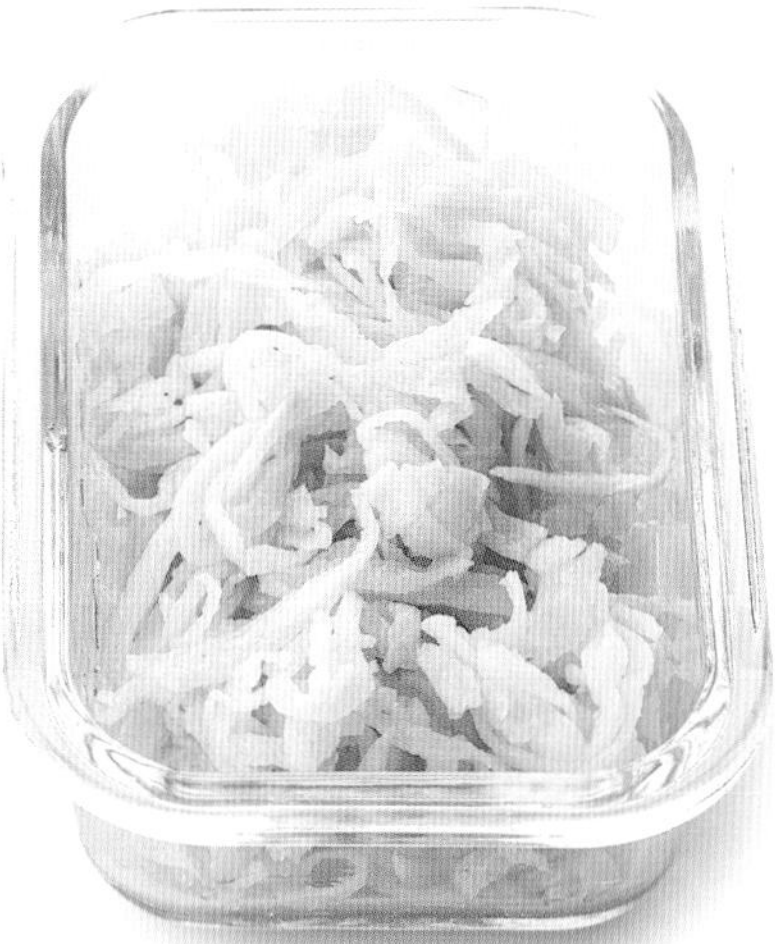

さっとゆでひじき

ひじき20gは水に5分つけ、ストレーナーでこし、流水の下で細かいカスがなくなり、臭いが消えるまで洗い流し、水を切る。沸騰した1ℓの湯に米油大さじ2を加え、ひじきを入れてさっとゆで、水気をしっかり切る。密閉袋に入れ、冷蔵庫で3日間保存可能。

油あえ切り干し大根

切り干し大根20gは水からしっかりもどし、洗濯するように乾燥臭がなくなるまで水の中でよくもみ洗いし、しっかり水気を絞る。米油大さじ2であえ、密閉容器に入れ、冷蔵庫で3日間保存可能。

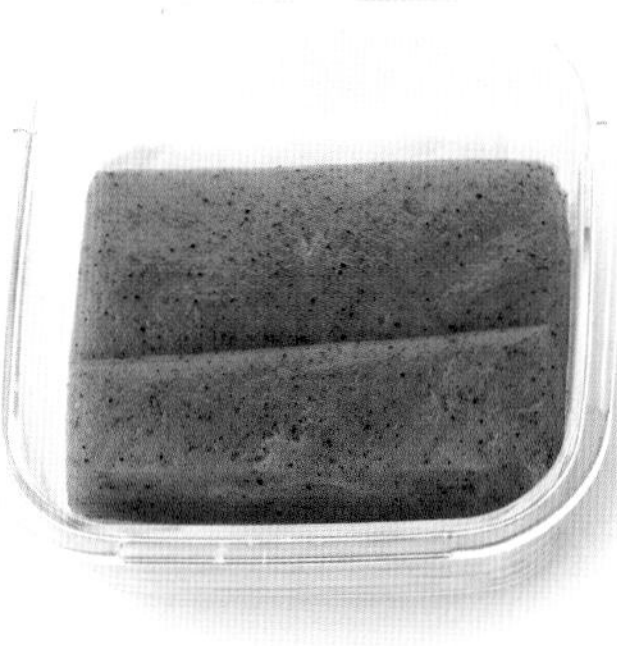

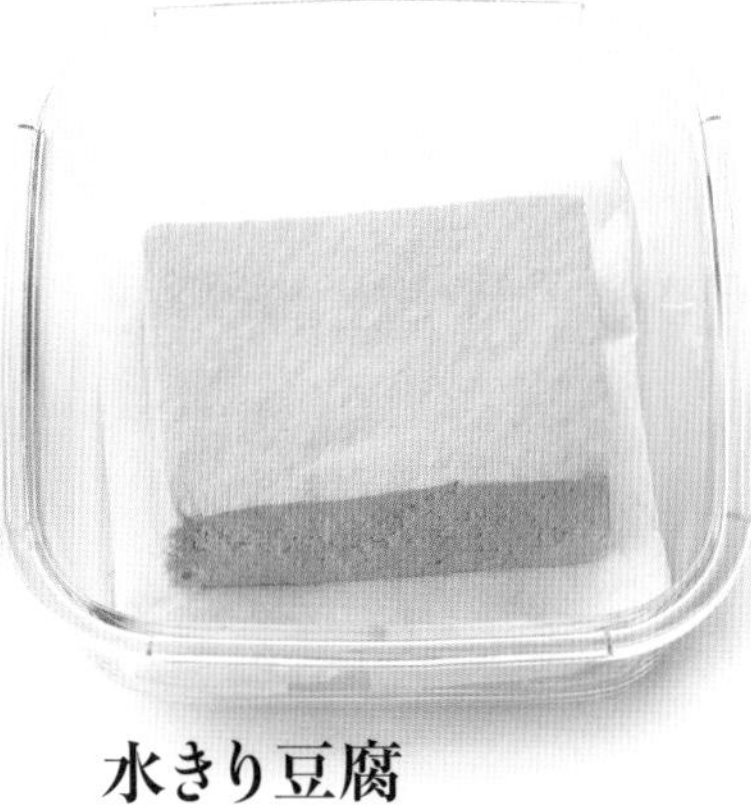

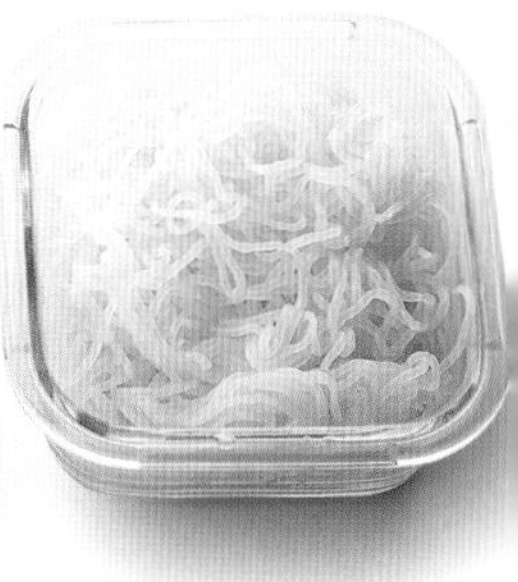

ゆでこんにゃく

こんにゃく1枚に塩小さじ1をよくもみ込み、たっぷりの湯で20〜30分、さし水をしながらゆでる。水をきり、密閉容器に入れ冷蔵庫で3日間保存可能。使用する前に料理に合わせた形にして、からいりして使うと味もしみやすく、食感もいい。

水きり豆腐

木綿豆腐1丁は2枚重ねたペーパータオルで風呂敷包みにし、まな板2枚ではさみ、少し斜めにして30分水きりする。ペーパータオルを敷いた密閉容器に入れ冷蔵庫で1日保存可能。

ちりちりしらたき

ゆでてからいりしておくと、すき焼きやいため物にさっと使えて便利。冷蔵庫で3日間保存可能。

（作り方p.15）

「コミュニケーション」が認知症予防の秘策!?

夫が亡くなって、一番気になったのが「ボケたらどうしよう」ということでした。つれ合いに先立たれるとボケやすいと言いますでしょう。なんだか不安になって、ともかく、どなたかに相談したいといろいろ調べて、たどり着いたのが認知症研究の第一人者、脳活の権威の朝田隆先生でした。

自分は認知症になりやすいタイプなのか。はたまた、すでにもう認知症が始まっているのか。まずは検査に伺いました。

結果はことなきを得たのですが、先生のお誘いで、東京医科歯科大学の第一線の専門医の方々と仕事をする機会をいただきました。先生方に認知症にならないための対策をさまざまな方向からご指導いただき、それに沿って、日々どんな食事がいいかを私が考える、というプロジェクトでした。それを2年間夕刊紙に連載させていただいたのです。自分の不安解消のために動いたことが、思いがけず素晴らしい勉強をさせていただく結果になりました。

認知症にならないために重要なことは、コミュニケーションだと先生方。確かに、一人暮らしになると、コミュニケーション不足に陥りがちです。ポイントは……

◎できるだけ、人と触れ合うこと。
◎太りすぎは禁物。歩けなくなる原因に。
◎匂いや音にも敏感に。
◎好奇心を持つこと。
◎細かいことにクヨクヨしない。
◎一人でご飯を食べないで、たまには楽しく友人と食事を。

……などなど。

あたりまえのことですが、年を重ねると、若いとき、普通にできたことが普通ではなくなります。ゆっくりでも止まることのないように、先を明るく見て楽しく毎日を過ごすのがよさそうです。

朝田隆　あさだ・たかし
臨床精神医学、認知症疾患、脳機能画像を専門分野とし、とくに老年学、アルツハイマー病に詳しい。認知症の早期発見、早期治療に特化したメモリークリニックお茶の水院長。著書に『効く！「脳トレ」ブック』ほか多数。

ケセラ セラが腸活の基本。

実は便秘が悩みの一つでした。何とか改善したいと思っているときに、「腸は第2の脳」と呼ばれ、免疫力を上げるために大切な臓器であることを知りました。小林暁子先生の便秘外来に伺い、腸には体内の大半の免疫細胞が集結していることを知りました。腸内細菌は実にさまざまな働きで私たちの健康を守ってくれているのです。あ、便秘は半年で解消。今は快便です。免疫力をアップするためには、腸内環境をよい状態に保ち、「善玉菌」の割合を高めることが大事。そのためには、ストレスをためず、心身ともに健やかに過ごすことです。笑う角には福きたる、ならぬ、笑う角には免疫力アップです。最近の私は「まぁ、いいか」のケ セラ セラ精神で日々暮らしています。

小林暁子　こばやし・あきこ
腸活の第一人者。小林メディカルクリニック東京院長。

化粧品に頼らない生活。

45歳のとき、夫が入院。いろいろ大変でしたが、仕事は続けようと思いました。でも、ストレスからか、肌がボロボロ。人前に立つ仕事ゆえ、山口麻子先生の美容皮膚科の門をたたきました。以来、もう20年ぐらいのおつき合いです。

月に1回クリニックに通い始めたところ、ファンデーションなしを目指すということで、することは、洗顔剤で顔を洗い、ビタミンCのクリームをぬるだけ。それ以外は何もしないこと。こすってもいけない、との指示。肌を甘やかさず、治癒力を高めること。半年で今までで、一番いい状態になりました。もちろん、経年変化はあるものの、今もファンデーションなしで過ごせています。先生ご自身も、外からの刺激だけでは美肌と健康は保てないと私の教室にも通ってくださいました。

山口麻子　やまぐち・あさこ
白金ビューティフルエイジングクリニック院長。ファンデーションに頼らない美肌づくりで知られる。

ご飯のおともに、おつまみに。小腹がすいたときの虫養いに。「万能ふりかけ」を作りおき。

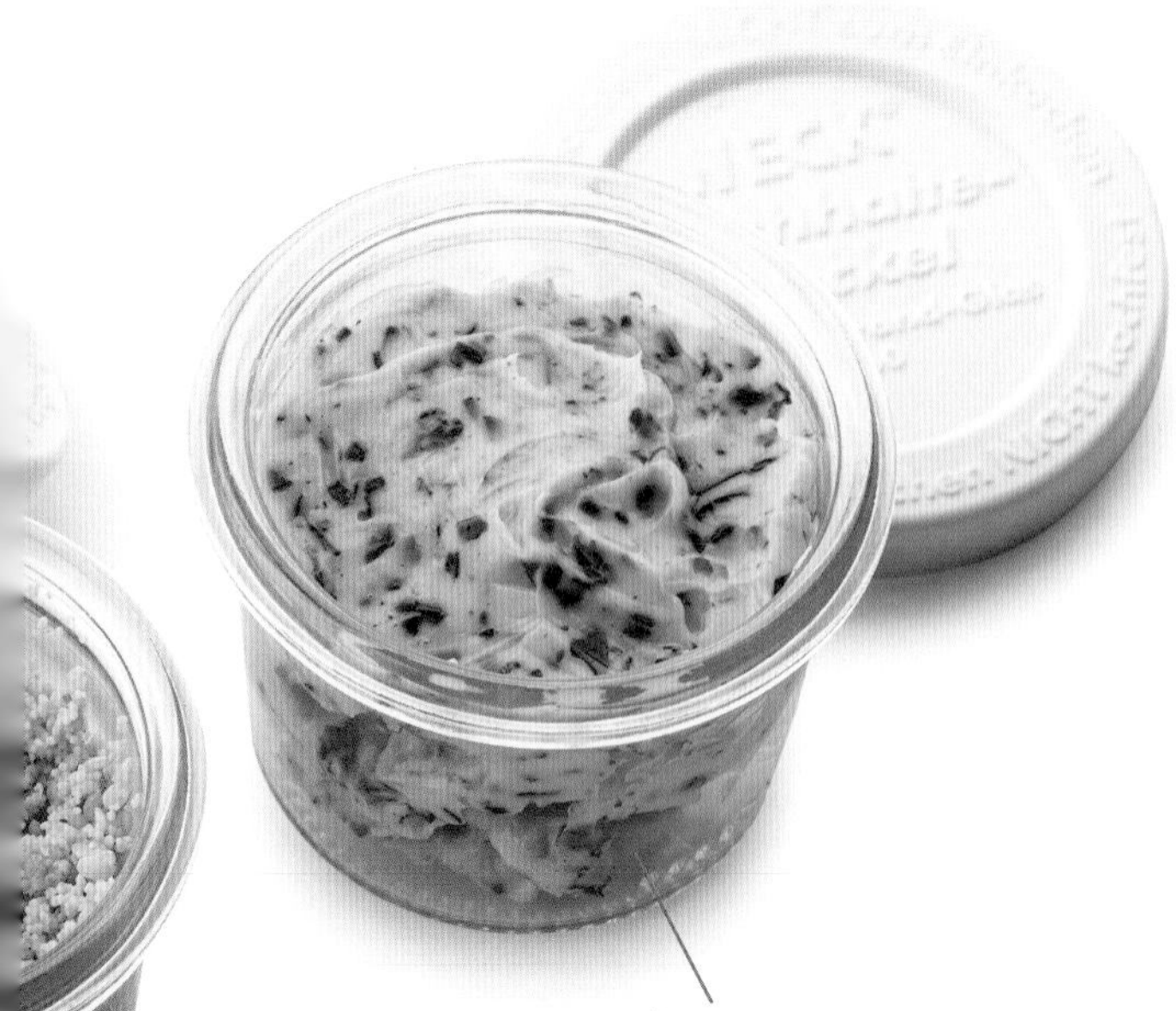

昆布バター

昆布5cm角ぐらいをミルで砕き、室温に戻しておいた発酵バター50gと混ぜる。密閉容器に入れ冷蔵庫で2週間保存可能。

たらこふりかけ

たらこ1腹を焼き、ほぐす。さらにごく弱火のフライパンでからいりして、白ごま大さじ2を合わせる。密閉容器に入れ、冷蔵庫で4日間保存可能。

これさえあれば、ごはんがどんどん進むという万能ふりかけ。保存がきくので、おにぎりに混ぜたりパンにのせたり。持っていると、何かと重宝します。

　昆布バターは、フランスの海藻バターが「なんておいしいの」と思ったけれど、なかなか手に入らないので、昆布で真似をしてみました。たらこは好きでよく買いますが、使いきれないときにからいりしておく。だしパックも毎回毎回はしないけれど、撮影などでたくさん使ったときに、梅干しと一緒にふりかけに。それから、ちりめんじゃこは、小さくてきれいで安かったから買ったはいいけど、出張が入ったなんてときに、カリカリおじゃこにしておきます。どれも、小さな容器に入れて、旅に持っていったりもします。

だしパックの梅ふりかけ

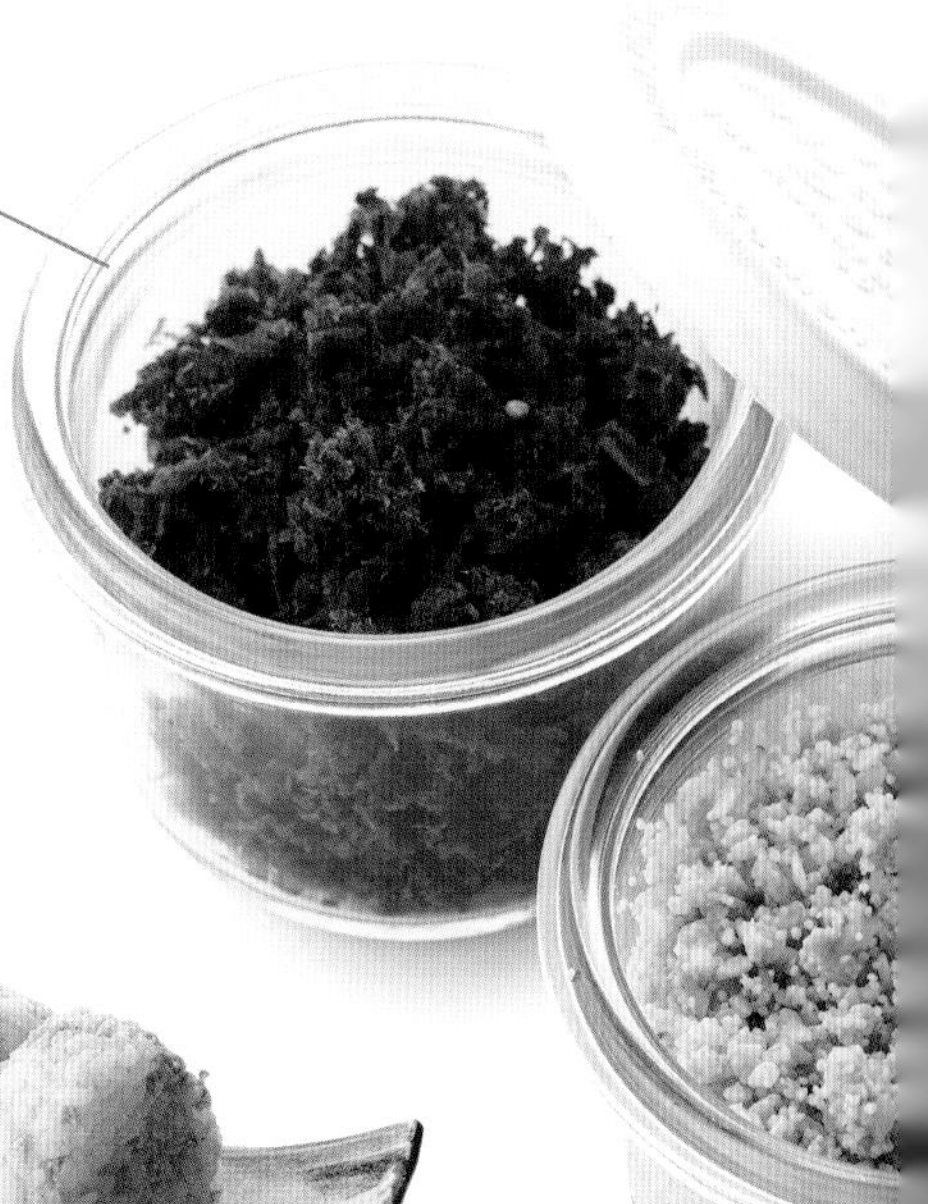

材料（作りやすい分量）

無添加だしパック……2パック（15g）
梅干し（果肉／粗みじん切り）……2個分
ごま油……大さじ1
酒……大さじ1
うす口しょうゆ　小さじ1

作り方

土鍋にごま油を弱火でゆっくり熱し、梅干しをいため、水分が飛んだらだしパックの中身を加え、酒を加え、さらにゆっくりいる。味をみてうす口しょうゆを加える。ペーパータオルに広げ、粗熱が取れたら密閉容器に入れ、冷蔵庫で1週間、冷凍で1か月保存可能。

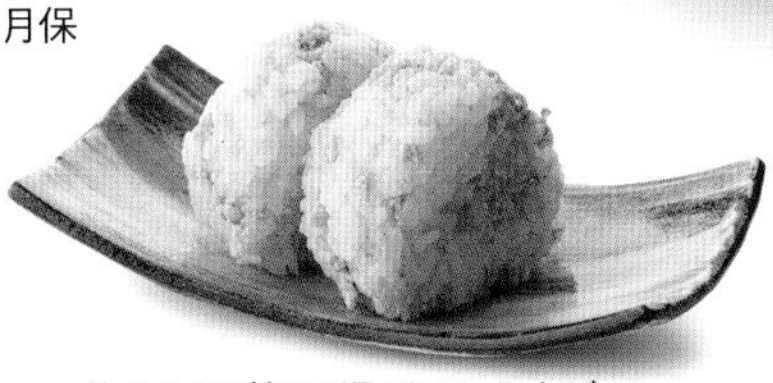

炊きたてご飯に混ぜておむすびに。バターとしょうゆとともに混ぜて和風たらこパスタにしても。

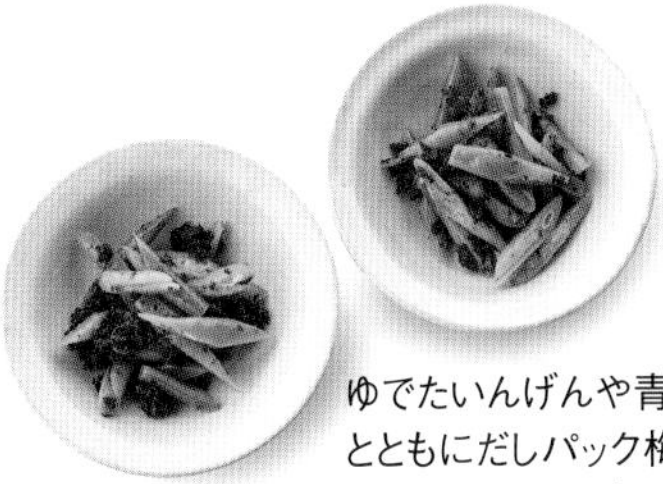

ゆでたいんげんや青菜にごま油とともにだしパック梅ふりかけをあえて。おむすびや納豆に混ぜたり、あえ麺にも。

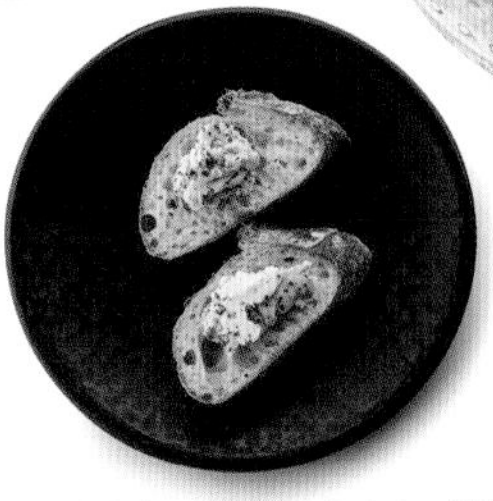

発酵バターの風味に昆布のうまみが混ざり合った昆布バターはトーストや蒸したじゃがいもにそのままのせるだけでごちそうに。

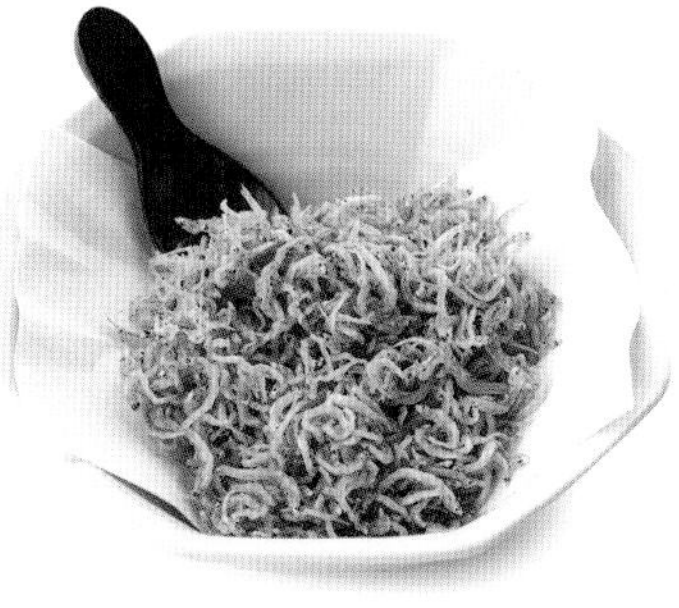

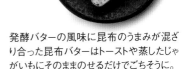

カリカリおじゃこ

作り方

深めのフライパンにじゃこ1カップとオリーブ油1/4カップを混ぜてから弱火にかけ、箸で混ぜながらいためる。じゃこが薄いきつね色になったら、火を止め、そのまま余熱で少しいため、平ざるにペーパータオルを敷いた上に広げ、粗熱が取れたら、ペーパータオルを敷いた密閉容器に入れる。冷蔵庫で1週間保存可能。

「もっと肉・魚・卵！」がやっぱり大事。

南雲吉則先生といえば、「一日一食」とか「ゴボウ茶」「水シャワー」などの独自の若返り健康法を展開。著書や講演、テレビ出演も多いので、ご存じの方も多いと思いますが、ご専門は、乳がん治療・乳房再建です。最初は乳がんの検診で伺ったのですが、今では血液チェックで栄養解析もしていただいています。

先生の血液検査は、私の体が正常であるために何が欠けているかを分析してくださり、補充の方法まで教えてくださる、かなり深いものです。そして、数値が正常近くなった段階で、年1回のフォローアップもしてくださる。先生のお話を聞いていると、がんは治療から予防する時代に入っていると実感します。人間ドックの血液検査は悪い部分の指摘はあっても、それがどう体に影響していくかの詳細な説明はありませんよね。そして、数値に異常がなければスルーです。でも、本来は、そこからがお医者さまの役目ではないかと思うのです。

南雲先生は「異常がないから正常とは言えない」とおっしゃいます。血液検査も人間ドックより深い。そして、私の聞きたいことを納得するまで教えてくださる。かゆいところに手が届く、そんな先生です。定期的に伺って、とにかく、がんにならない、楽しく健康に過ごすことを教えていただいています。

先生のお話の一部です。「乳がん患者の血液検査からわかることは、たんぱく質とビタミンB不足です。肉や卵を避けて、たんぱく質不足になると、免疫力や体の回復力が低下。また糖質過多になると相対的にたんぱく質不足を生じる。よって、ご飯とおかずを同時に食べずに、おかず食いをおすすめします」。また、「乳がん患者の98％はビタミンD不足。ことに、がん患者の生存率を下げるのはビタミンD不足」などなど。私がつい、もっと肉と卵を！とか、ビタミンDについて、声を大にしてお伝えするのは、こんな先生のお話からでもあるんです。

南雲吉則　なぐも・よしのり
ナグモクリニック総院長。モットーは「女性の大切なバストの美容と健康と機能を生涯にわたって守る」。がん患者の命を救う食事と生活術「命の食事」を提唱。

愛犬に感謝。朝夕のお散歩で、気がつけば、自然と「毎日8000〜12000歩」。

ここ十年、スニーカーをよく履いています。それまでは、バレエシューズが普段履きだったのですが、立ち仕事のときなどにも楽なので、シューズクローゼットの〝よく履くコーナー〟を、スニーカーが占拠しつつあります。

3年前から犬を飼い始めたところ、やはり汚れ方が違うので、犬用、スポーツ用、お出かけ用と履き分けています。汚れたら、すぐに洗濯。洗濯機にスニーカー用のモードがついているので、ざっと汚れをとってからネットに入れて洗濯機に。もしくは、目立った汚れを歯ブラシでこすってから、1〜2時間水につけておいて洗います。あとは自然乾燥するだけ。

朝夕、犬の散歩をするようになって、かなり歩くようになったお話は前にしましたが（9ページ）、時間があるときは、犬と一緒に入れるカフェに行ってみたり、素敵なおうちやお庭を見学したり、楽しみも増えました。さらにもう少し歩いて、それまでは通り過ぎていた寺社仏閣が犬も入れるところなら訪ねてみたり。新しい世界に足を踏み入れて、視野が広がったような気がします。そうやって、自然と1万歩以上歩けるようになったのも、ありがたい限り。ほんとうに、愛犬とスニーカーのおかげだと感謝しています。

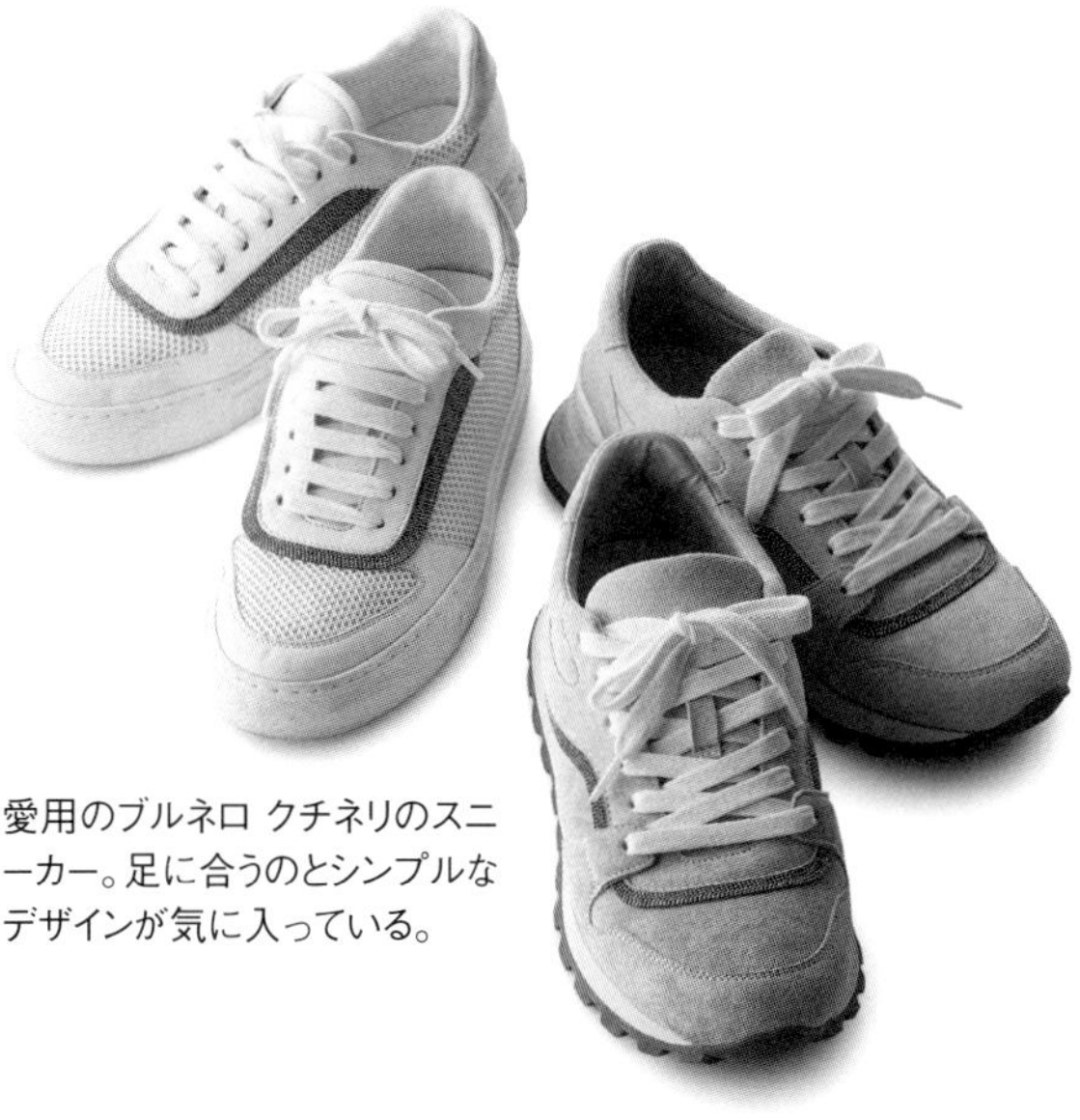

愛用のブルネロ クチネリのスニーカー。足に合うのとシンプルなデザインが気に入っている。

冷蔵庫の
ほんの少しの残りもの、
すぐには不要ないただきもの。
「もったいない」から使いきる。

果物のジャム↓
ジャムと豚肉の煮込み

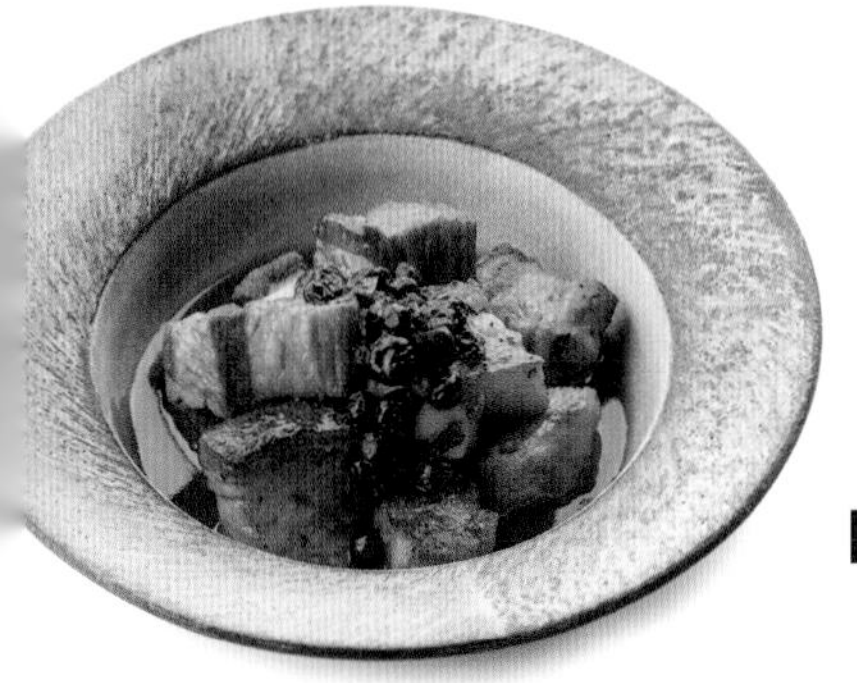

羊羹ひと棹↓
氷餅羊羹

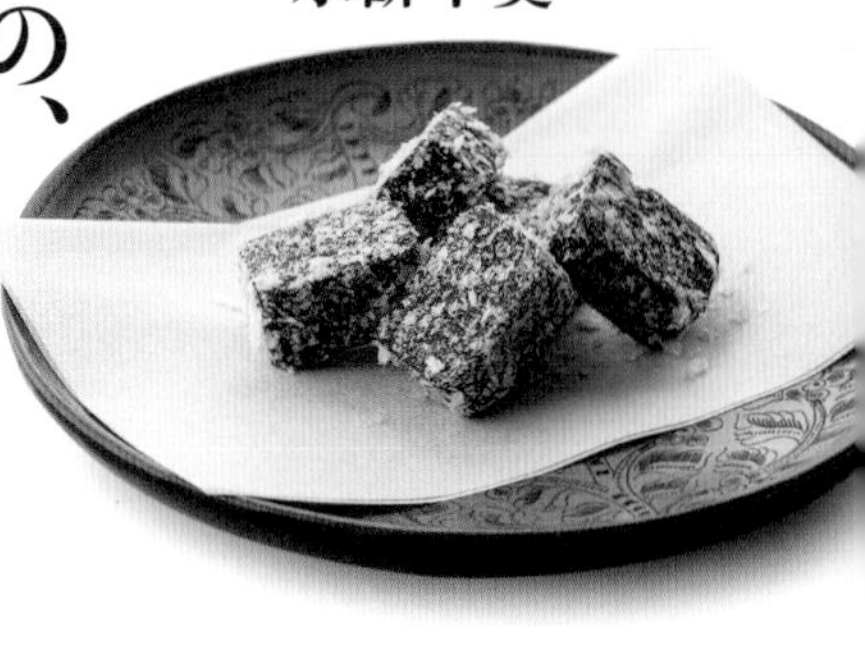

薄切りベーコン↓
カリカリベーコン

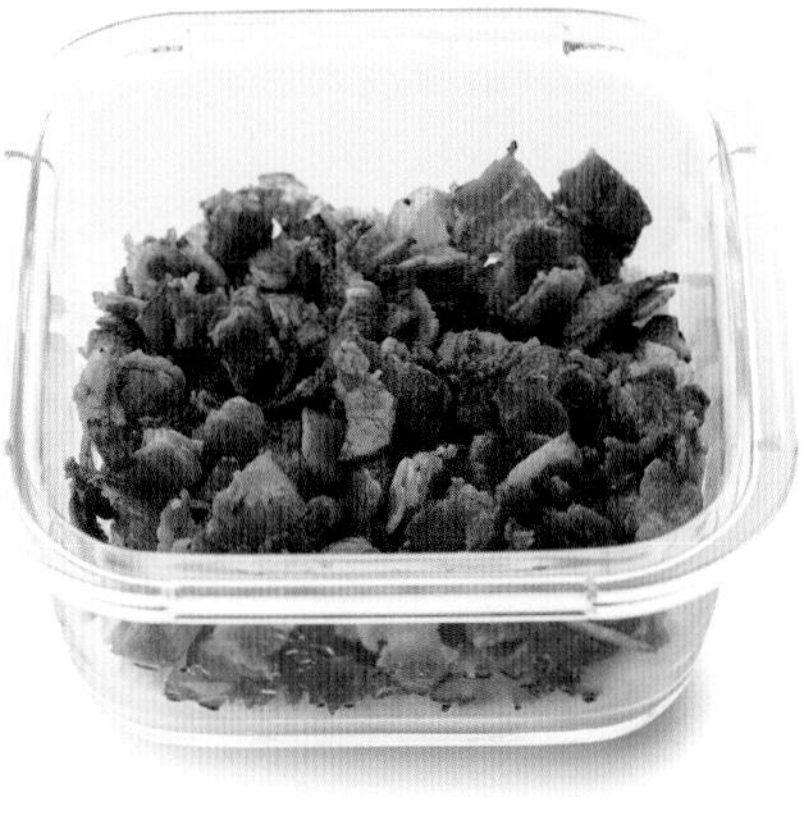

ロースハムの塊↓
ハムペースト

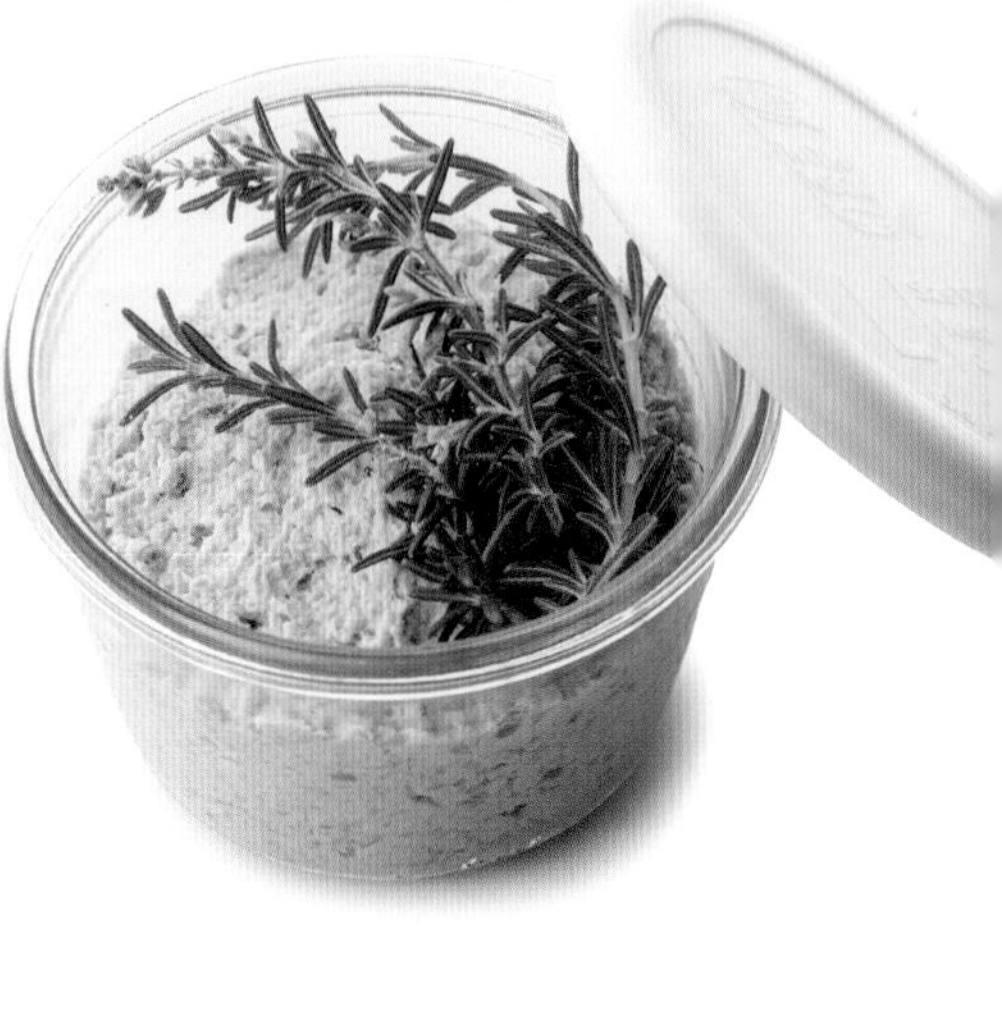

「もったいない」という言葉は、リデュース（ものを大切にしてごみを減らす）、リユース（再利用する）、リサイクル（再資源化する）という「環境３Ｒ」そのものを表すもの。さらに、ものを大切にするリスペクトの意味も含んでいます。毎日の小さな取り組みですが、使いきる工夫をしていきたいものです。

　いただきもののハムは、食べきれなくても冷凍ができないので、ペーストに。ベーコンも悪くなる前に、脂を落としてカリカリにして保存します。ジャムは、自分でも梅ジュースのあとに作りすぎたりして、余ることがありますが、豚肉と煮込んでフルーツの酸を利用するといい。羊羹は氷餅をつけて氷餅羊羹にしておくと、気軽につまめるおやつになります。

ジャムと豚肉の煮込み

豚バラ肉400gを大きめの一口大に切り、塩、白こしょうをして少しおき、薄力粉をふる。オリーブ油大さじ1を土鍋に入れ、豚バラ肉を弱火でゆっくり脂を出しながら、香ばしく焼く（ジャムは煮込み物の自然な甘みになるほか、かんきつジャムは肉をやわらかく仕上げてくれる）。

カリカリベーコン

ベーコンを10㎝ぐらいの長さに切り、フライパンに並べ重めの鍋のふたをのせ、弱めの中火でゆっくり脂を出す。鍋を傾け、余分な脂をペーパータオルで吸い取り、細かく切る。急ぐ場合は、2枚のペーパータオルにはさみ、皿にのせ、レンジの加熱1～2分でカリッとさせる。

氷餅羊羹

5～7㎜厚さで好みの形に切る。バットなどに氷餅を手で細かくくずし入れ、羊羹に氷餅を押さえるようにつけ、一晩～1日乾かす。密閉容器に入れ冷蔵庫で1週間保存可能。

ハムペースト

小さく切ったロースハム100gにサワークリーム½カップを加え、フードプロセッサーでペーストにする。ハーブ、スパイス、塩分を加えたり、サワークリームをクリームチーズに替えたりして好みのハムペーストに。野菜のディップ、トースト、サンドイッチに。また、パスタのゆで汁や牛乳でのばして、パスタソースもおいしい。

整理整頓こそ、ムダをなくす第一歩。
「冷蔵庫」を
自分だけの養生蔵に。

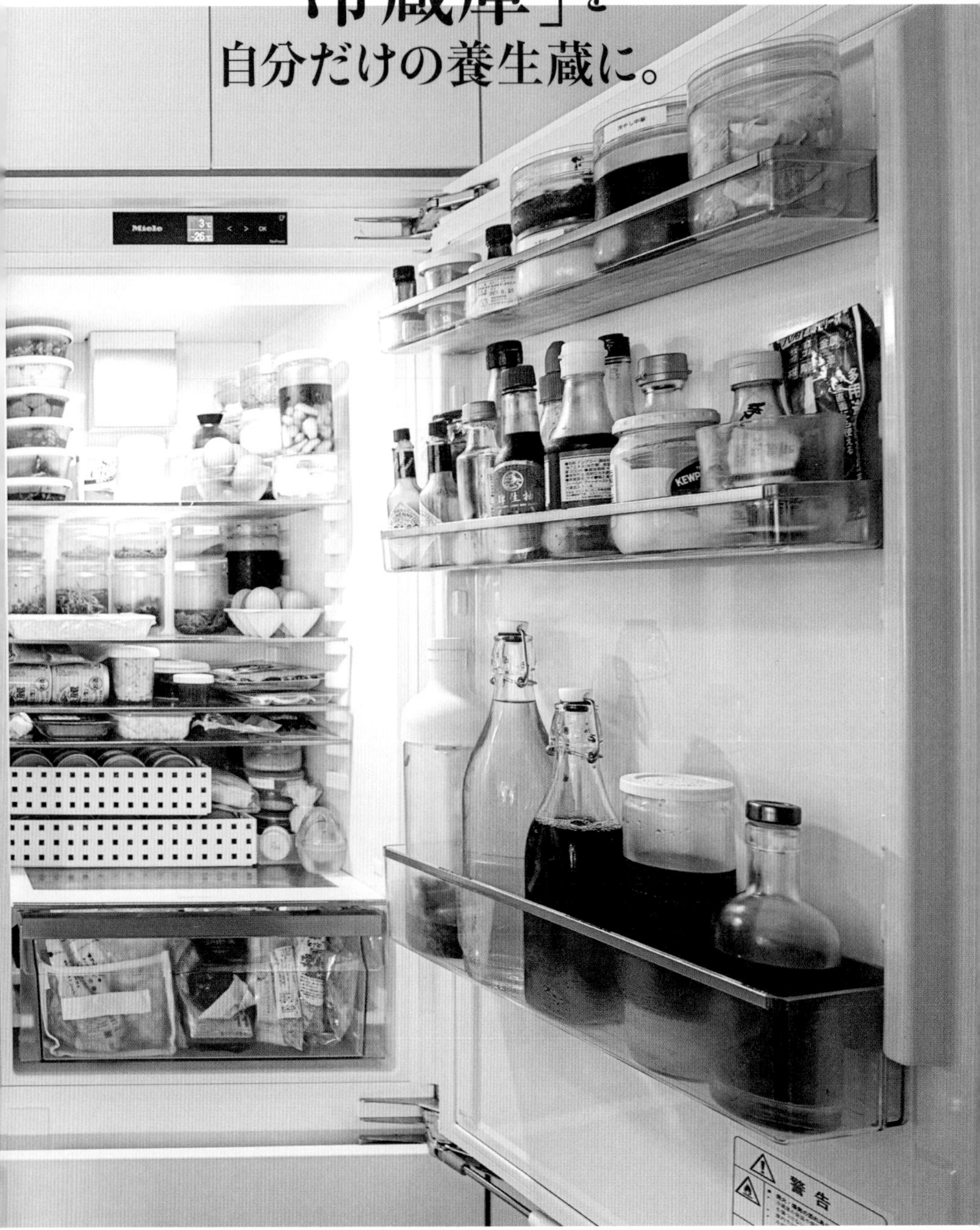

ビルトイン冷蔵庫。ここに引っ越す際に、2台あった冷蔵庫を一つにまとめた。以前より少し容量は小さくなったが、その分、細かい工夫が満載。

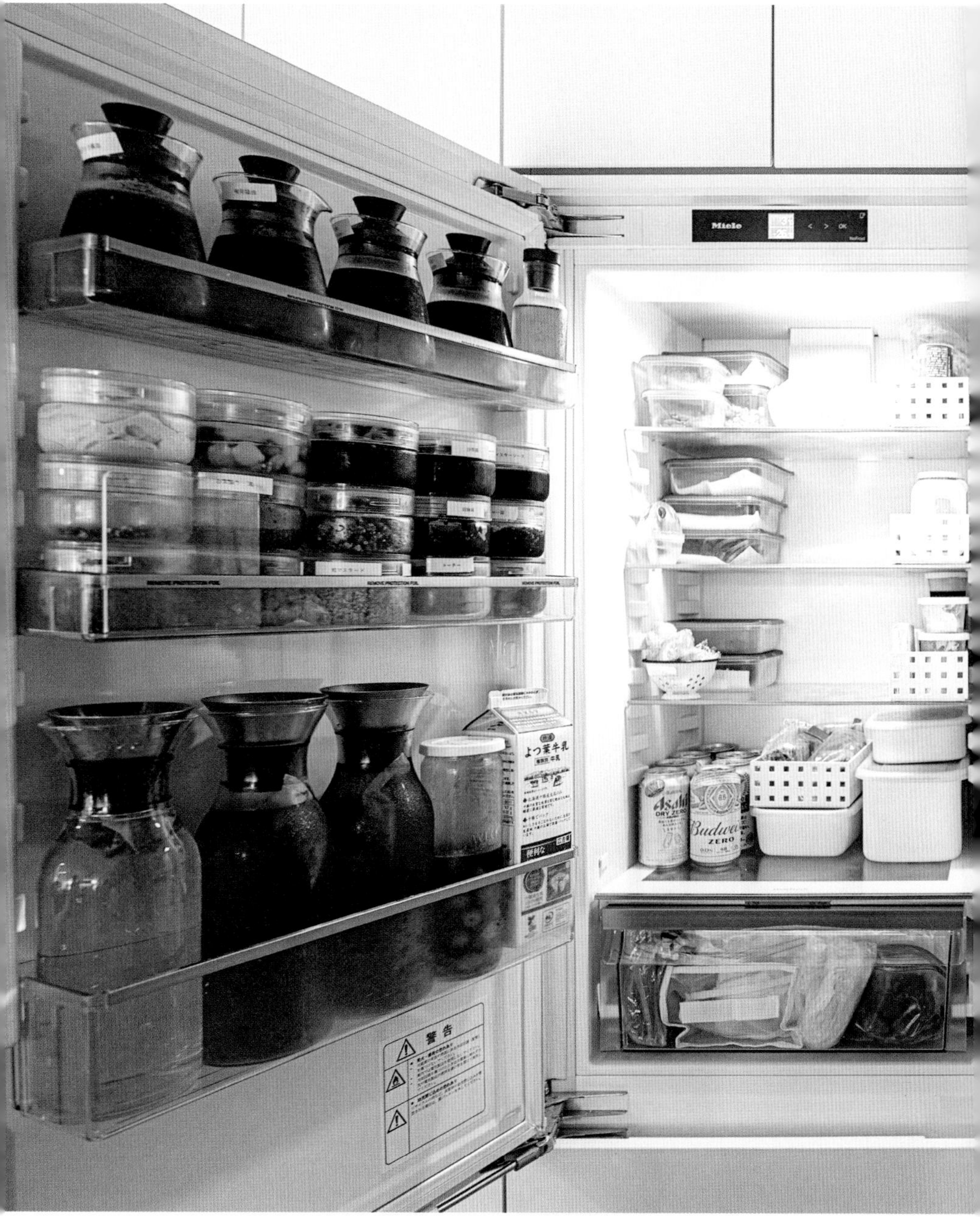

真空パックが大活躍。
冷蔵庫を賢く広く使う

真空保存には以前から興味はあったのですが、なかなか好みの大きさや形に出会えず。その頃は、リフィルのフィルムバッグも高価で、手が出なかったのです。

コロナ禍で、買いだめする機会も増え、いよいよ必要だなと思ったときに出会えたのがこちら（写真下）。長方形のシンプルなデザインが気に入りました。このくらいの大きさなら、棚にすっぽり収まってくれますし、バッグも手頃なお値段だったのでうれしかったですね。スーパーやデパートの商品は、誰が触ったかわからないという恐怖感（当時は）もあって、とにかくパックから取り出して真空にさえしておけば安心でした。コロナ禍で手に入れたものの中で、ベストワンです。

真空にすることでかさを減らすことができるので、収納量が2倍に増え、立てて入れることで見やすくもなりました。買い物から帰ったら、仕分けをして、下ごしらえをしてからか、そのまま真空にするかを分けて、どんどん真空にして冷凍庫へ。メーカーによると、酸化しないので、鮮度は常温保存の4倍はキープできるそうです。これもありがたい話です。

私の冷蔵庫の基本は、コの字収

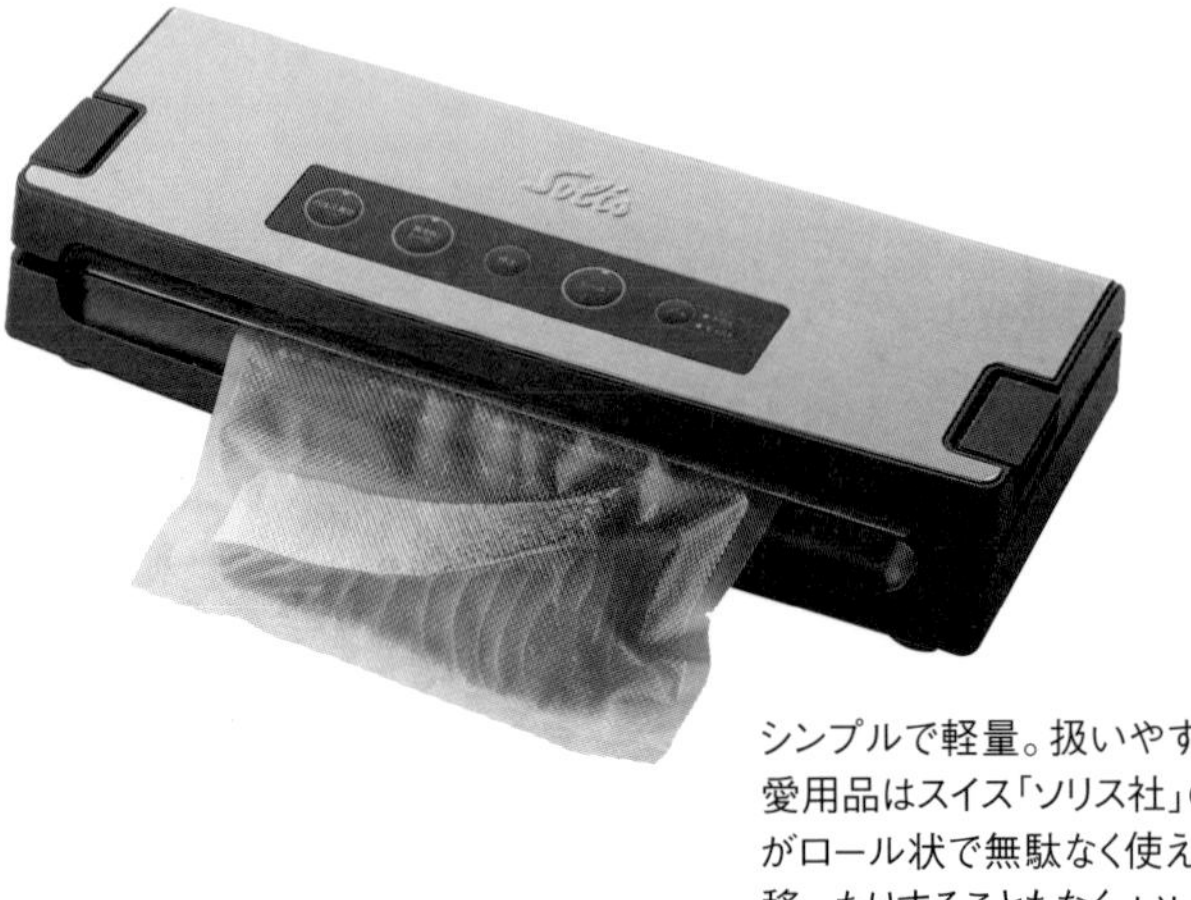

シンプルで軽量。扱いやすい真空パック器。愛用品はスイス「ソリス社」のもの。パックの袋がロール状で無駄なく使える。食材の匂いが移ったりすることもなく、いいことずくめ。

納。棚の真ん中をあけておくことで見やすいし、取り出しやすい。鍋やボウルごと入れることも可能だし、いただきもののケーキの箱やメロンもすいかもすんなり入ります。庫内の掃除もしやすい。また、奥まで見通しがよくなることで、冷蔵庫の片隅からカピカピになったジャムが出てきたり、忘れ去られてぐじゅぐじゅになった野菜が出てくることもありません。ちなみに私は、仕事柄そういう経験はあまりないのですが。

また、いろいろな形だと収まりが悪いので、好きな容器を見つけたらそれでそろえるのも手です。庫内を美しく保つことは清潔さを保つこと。自分なりのルールで整理整頓してみてください。

松田流冷蔵庫のルール

◎真ん中をあけてコの字に収納。
◎真空パックで酸化を防ぐ。
◎ケースや仕切りツールを活用。
◎同じ容器に移し替えて、すっきりと。
◎創意工夫で見やすく、取り出しやすく。

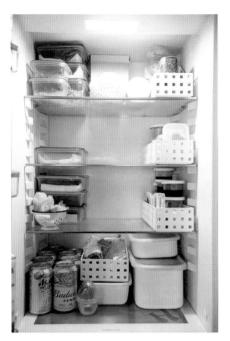

左側の本体

下段にはぬか床やにんにくみそ。その上のケースにはバターやジャムなど朝食セット。左端の小さな容器には使いかけのしょうがなど。

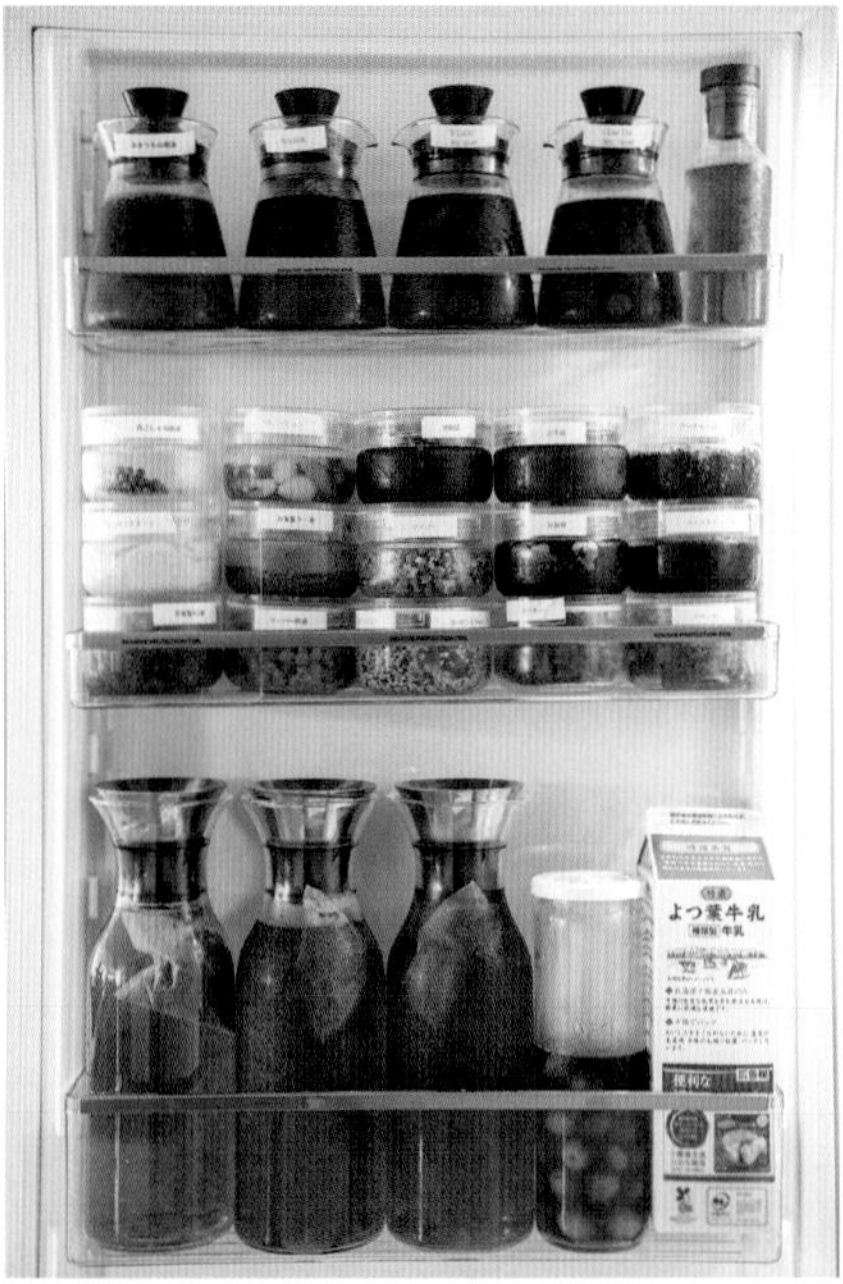

左側のドアポケット

下段には水出しのお茶、オリーブ、牛乳。中段には豆板醤や粒マスタードなどの調味料。上段が余りものしょうゆなど自家製調味じょうゆが並ぶ。

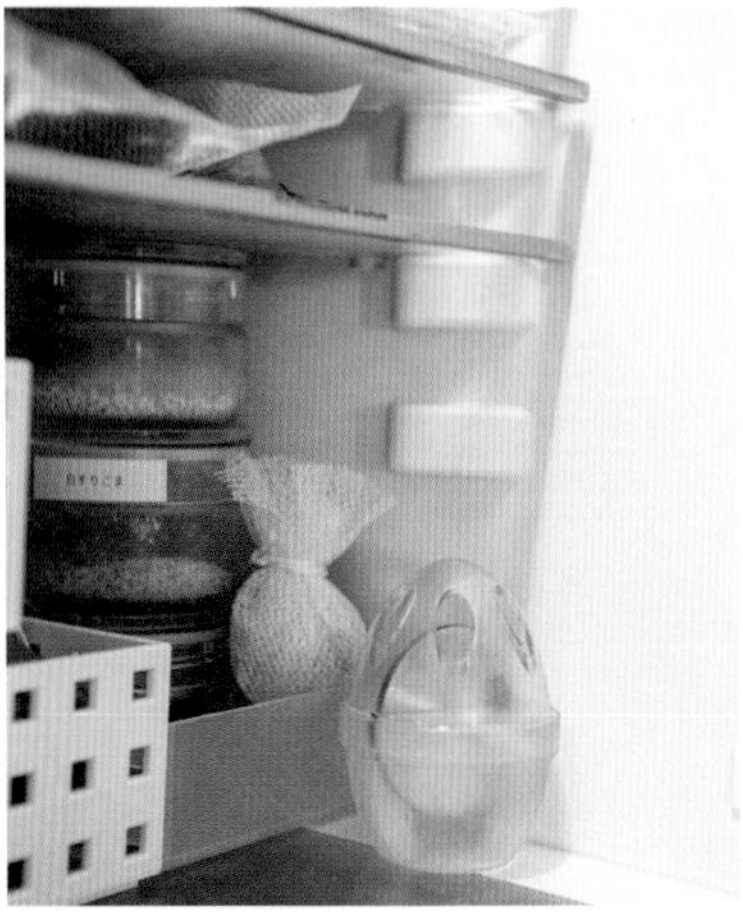

右側の下段

海外製の脱臭グッズと、コーヒーのだしがらで作った自家製匂い消しも。その奥にはすりごま、白ごまなど、ごまコーナーが。

長年かかってたどりついた究極の冷蔵庫整理術！

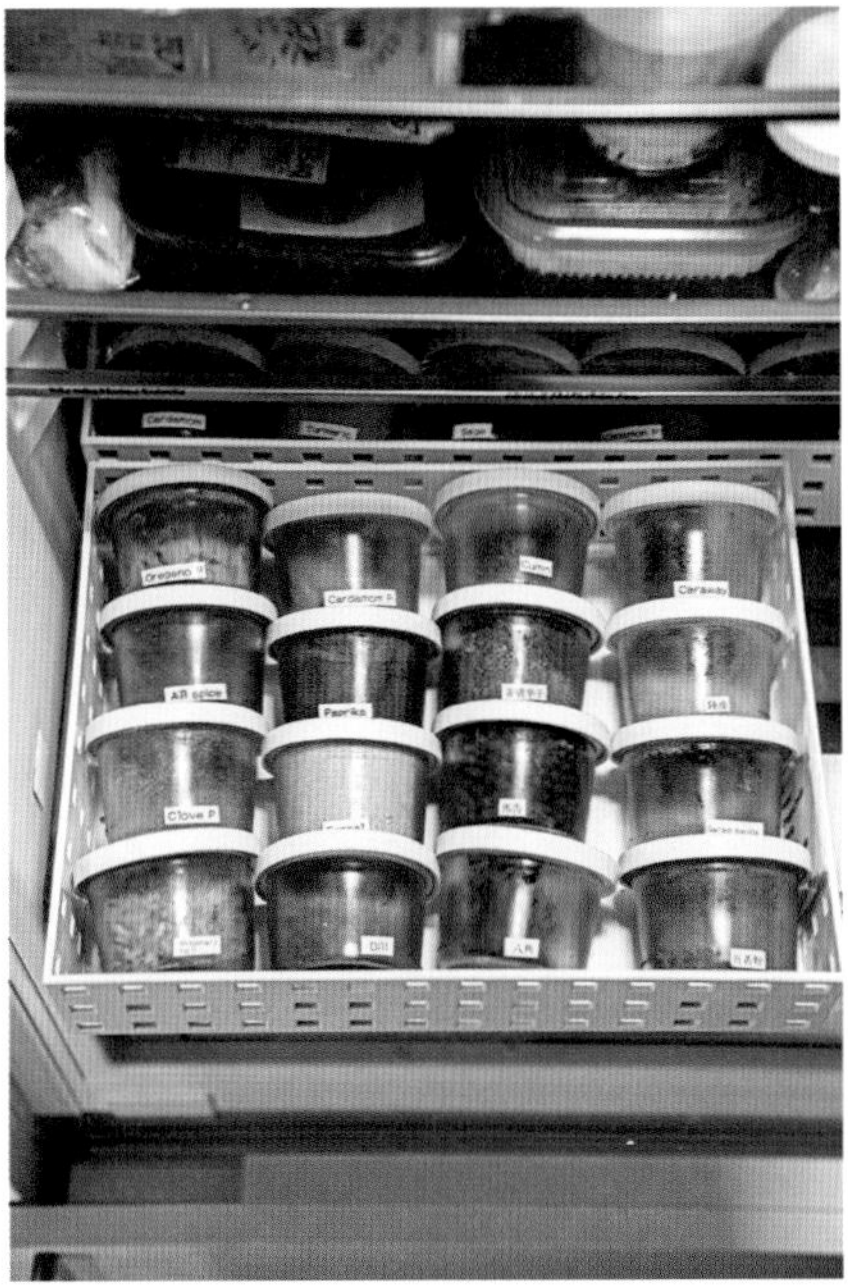

スパイス類は……

右側の下段のプラスチックケースに収納。当初、上向きに並べていたのだが、よく見えないので横向きにしたら、見つけやすくなった。

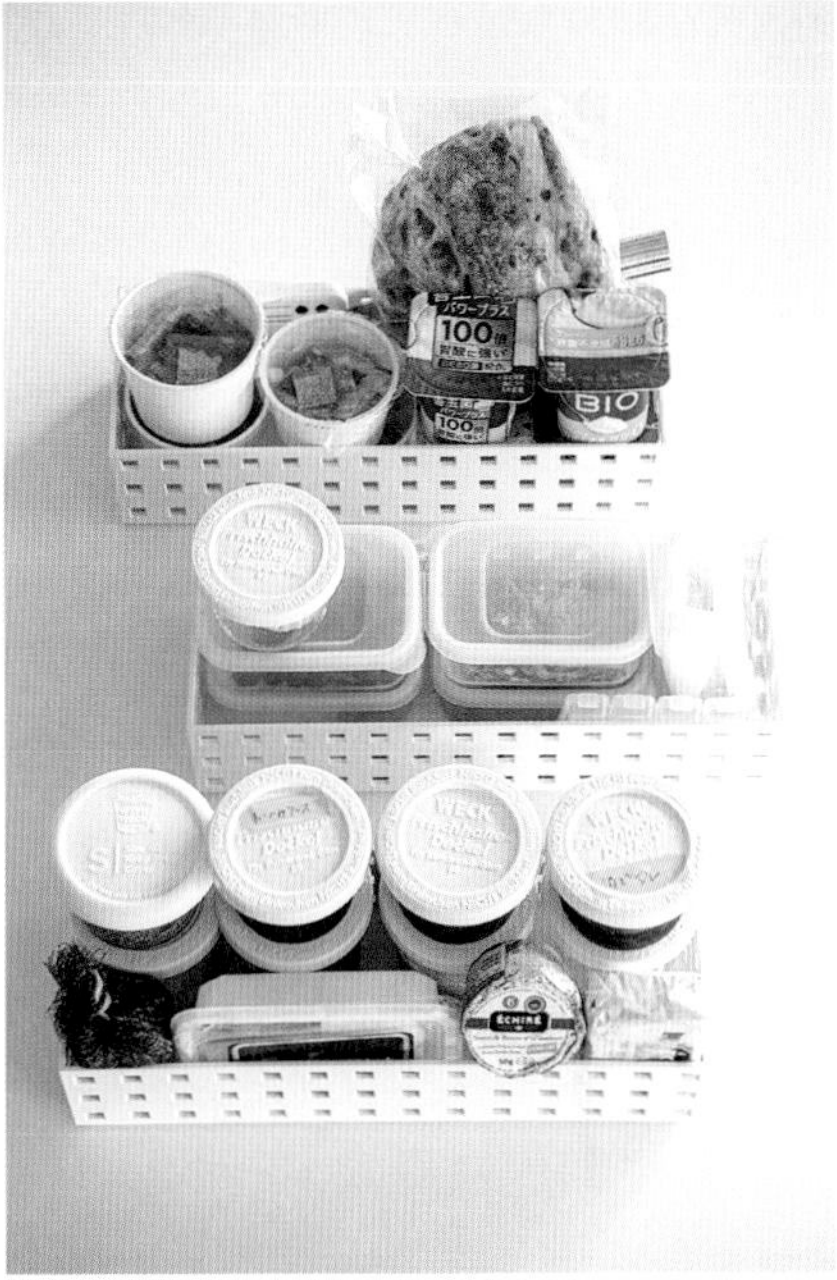

左側中段を引き出すと

用があるときにすっと引き出せるプラスチックケースの中身。朝食セットと犬の食事セット。同じ大きさでまとめておくと便利。

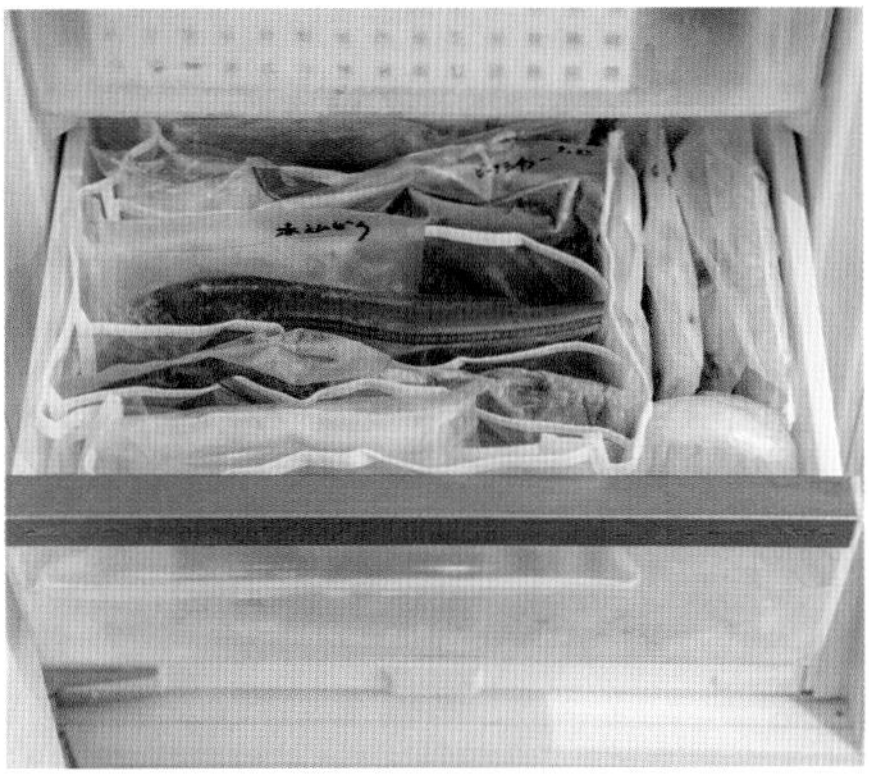

冷凍庫

ここでも、仕分け用ニットホルダーが大活躍。真空にしてスリムに収納。すぐ使うものは冷凍用バッグに入れて、わかるようにしてある。

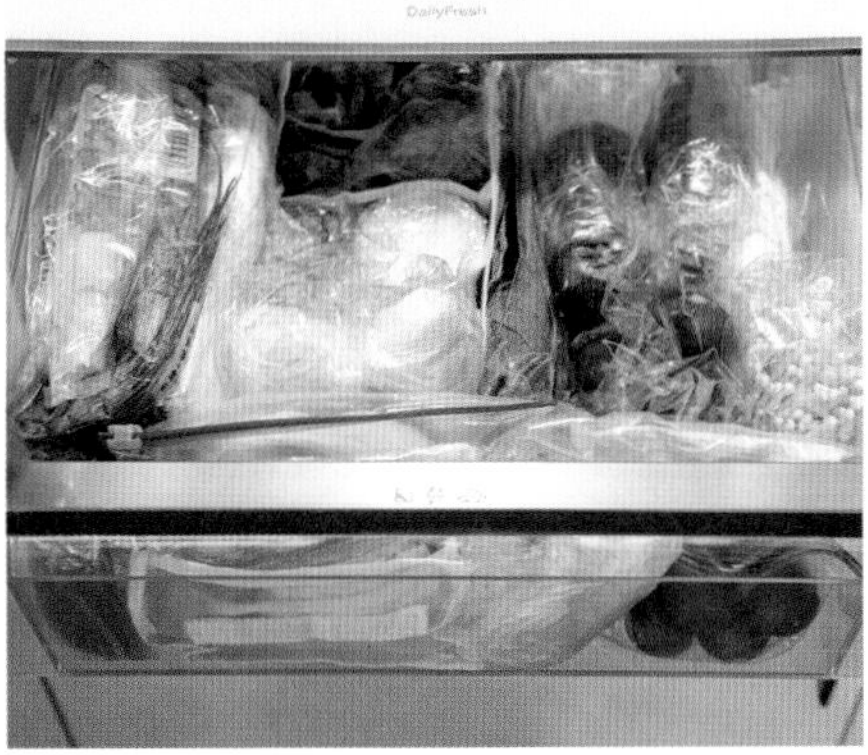

野菜ケース

セーターの収納に使うニットホルダーで仕分けている。野菜ケースは左右に2つあるが野菜室として使っているのは左側だけ。

はだか麦とキャベツのスープ（p.51)の作り方

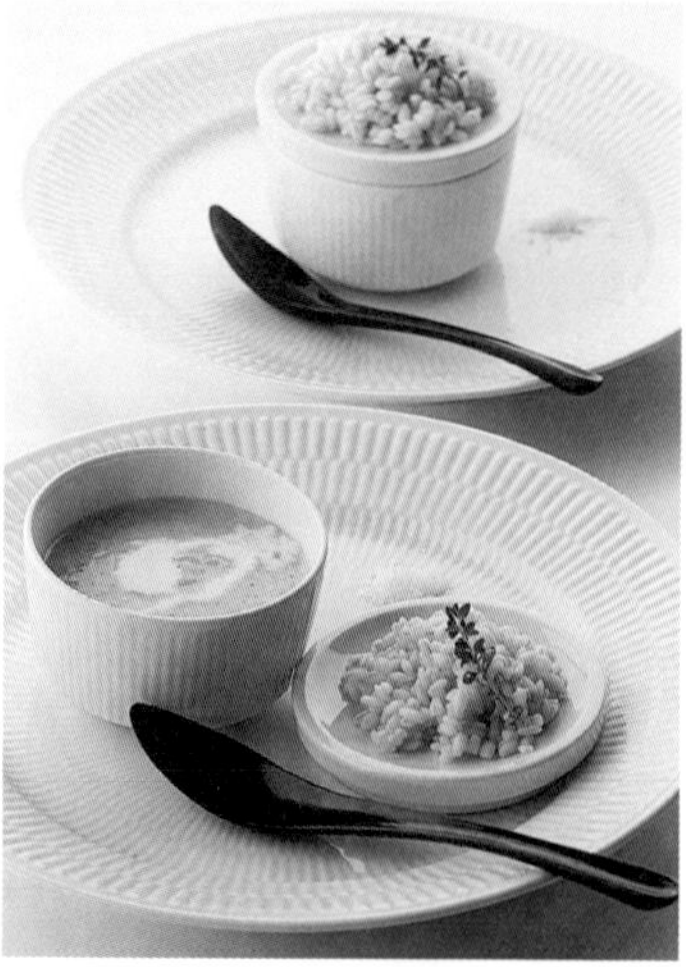

はだか麦と
キャベツのスープ

最近、雑穀の中でよく使うのがはだか麦。
食物繊維を多く含んでいるので、
キャベツと合わさって
より消化吸収が促進されそうなスープです。

材料（2〜4人分）

キャベツ（ざく切り）……中1個分（約900g）
はだか麦（水に30分浸す）……½カップ
玉ねぎ（繊維を断ち切るように
　薄切り）……½個分
白ワイン……¼カップ
チキンスープ……3カップ
A ベーコン（一口大に切る）……100g
　バター……大さじ1
B オリーブ油……大さじ1
　タイム……2本
C 塩、白こしょう……少々

作り方

1 厚手の鍋にAを弱火でいため、玉ねぎを加え、ふたをして中火で10秒おき、10秒いためるのを玉ねぎがしんなりするまで繰り返す。キャベツを3〜4回に分けて加え半量ぐらいになるまでいためる。白ワインを加え、ふたをして1分ほど蒸らしてから混ぜ、チキンスープを加えてふたをして弱火で10分、ときどき混ぜながら火を通す。

2 別の小鍋に湯適量を沸騰させ、Bを加え、水きりしたはだか麦を加え、5分ゆでて水分をきる。

3 1の鍋のキャベツをスティックミキサーでくずし、2のはだか麦の⅔量を加えさっと煮る。好みのとろみがつくまで2〜3分煮る。味をみてCで調える。残りのはだか麦を添えて、スープに混ぜながらいただく。

旅館のごはんのように「折《お》敷《しき》」にセット。ひと目でバランスをチェック。

一人ごはん、二人ごはん。それでも毎日、気持ちよく、楽しみながら食事をしたい。おすすめしたいのは折敷です。おもてなしだけでなく、日々の食事にこそ活用していただきたい。献立を折敷に並べることで、栄養的にも彩り的にもバランスがいいかどうか、何が足りないか見えてきます。

大切なたんぱく質は大丈夫ですか、発酵食品は入っていますか。自問自答しながら見ていきます。

また、器をどう合わせるかも大事。一人で食事をするときこそ、いい器で気持ちよくいただきたいもの。折敷と器、器と料理を楽しみながらコーディネートしてみてください。

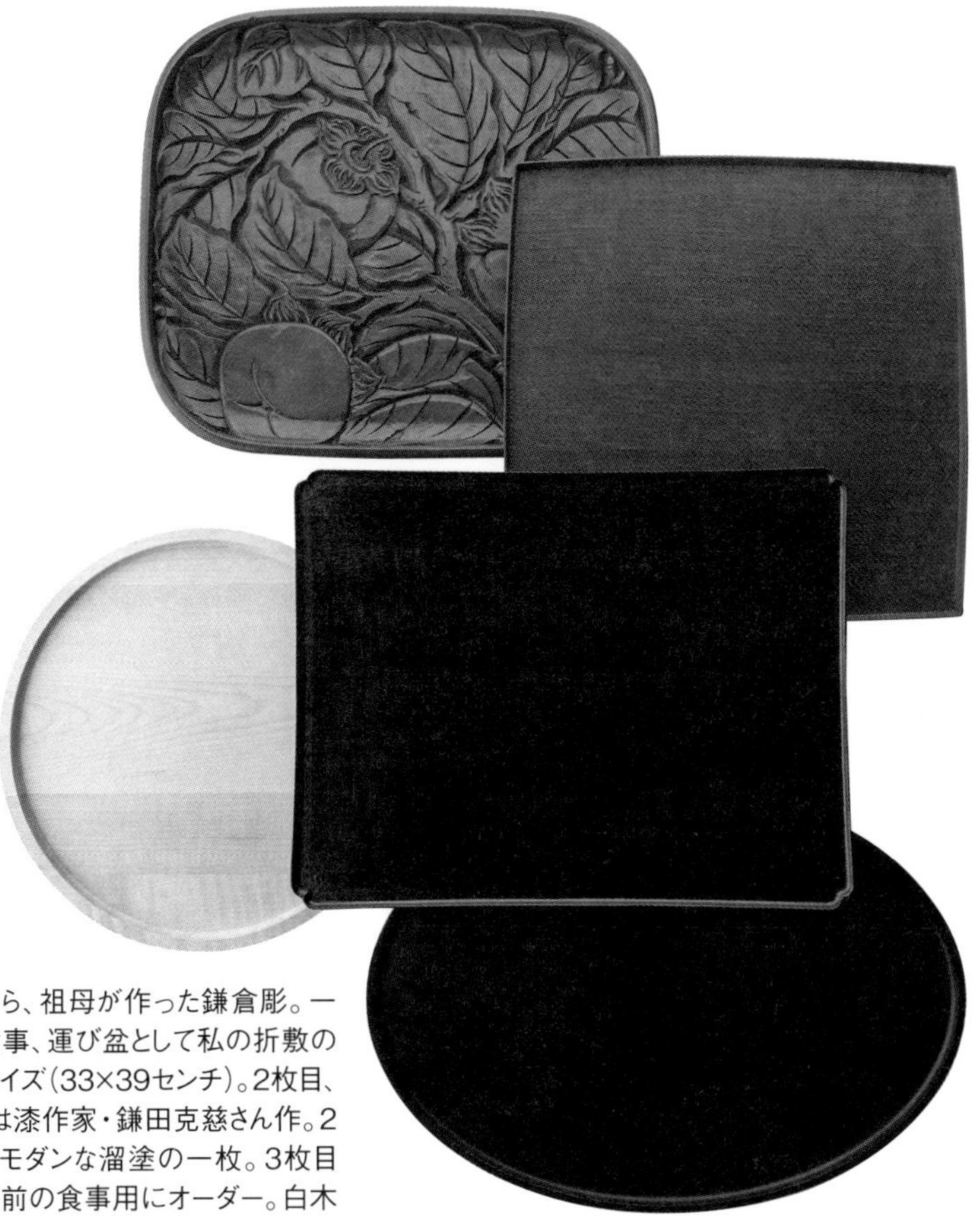

左上から、祖母が作った鎌倉彫。一人の食事、運び盆として私の折敷の基本サイズ（33×39センチ）。2枚目、3枚目は漆作家・鎌田克慈さん作。2枚目はモダンな溜塗の一枚。3枚目は一人前の食事用にオーダー。白木の丸はお茶や軽食用。スタッキング可能。楕円は黒のウレタンマット仕上げ。使いやすいサイズ、形で考案した「松田美智子の自在道具」の商品。

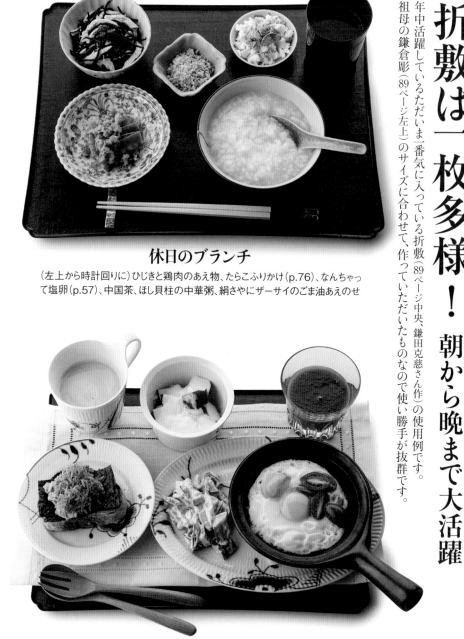

折敷は一枚多様！ 朝から晩まで大活躍

年中活躍しているただいま一番気に入っている折敷（89ページ中央、鎌田克慈さん作）の使用例です。祖母の鎌倉彫（89ページ左上）のサイズに合わせて、作っていただいたものなので使い勝手が抜群です。

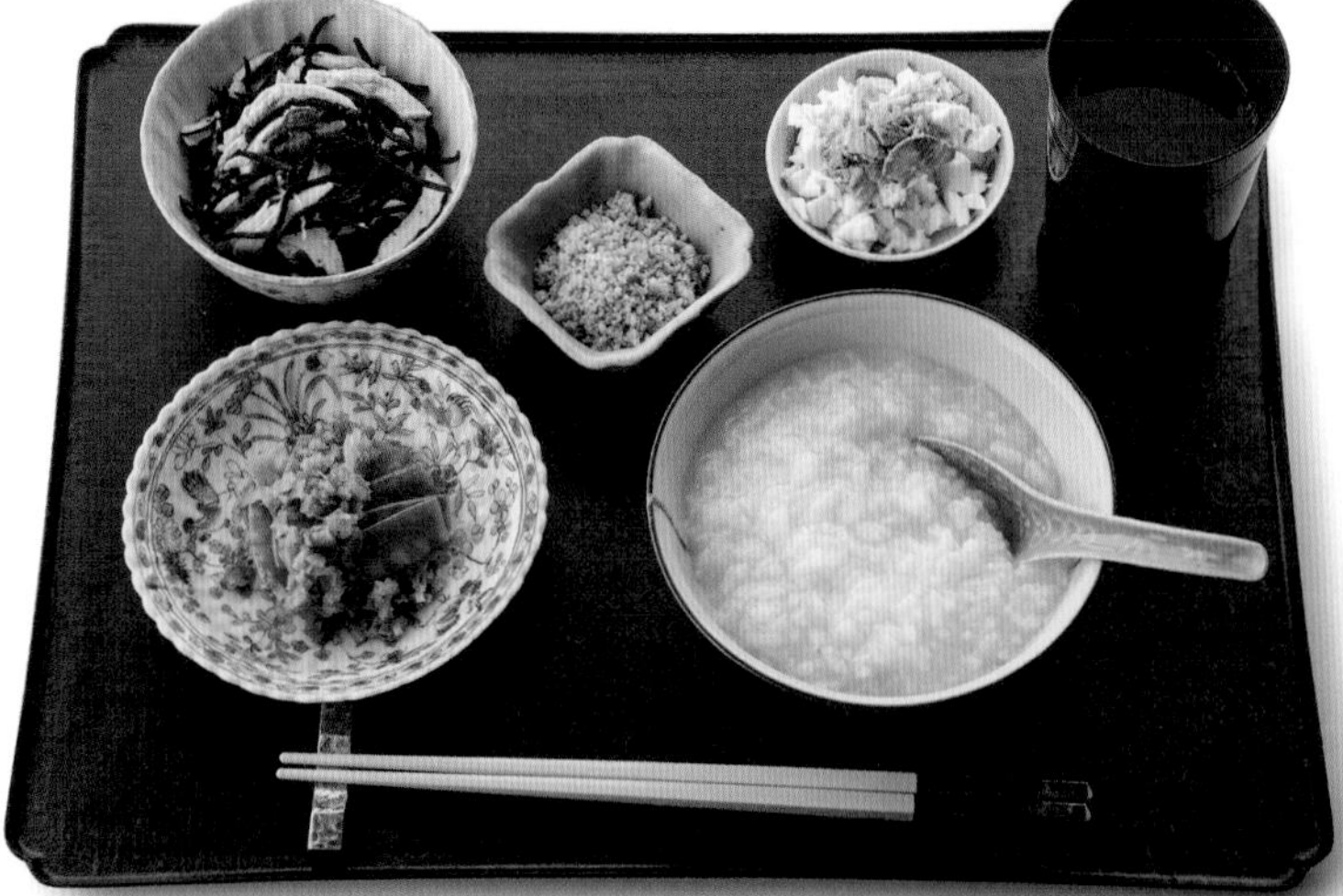

休日のブランチ

（左上から時計回りに）ひじきと鶏肉のあえ物、たらこふりかけ（p.76）、なんちゃって塩卵（p.57）、中国茶、ほし貝柱の中華粥、絹さやにザーサイのごま油あえのせ

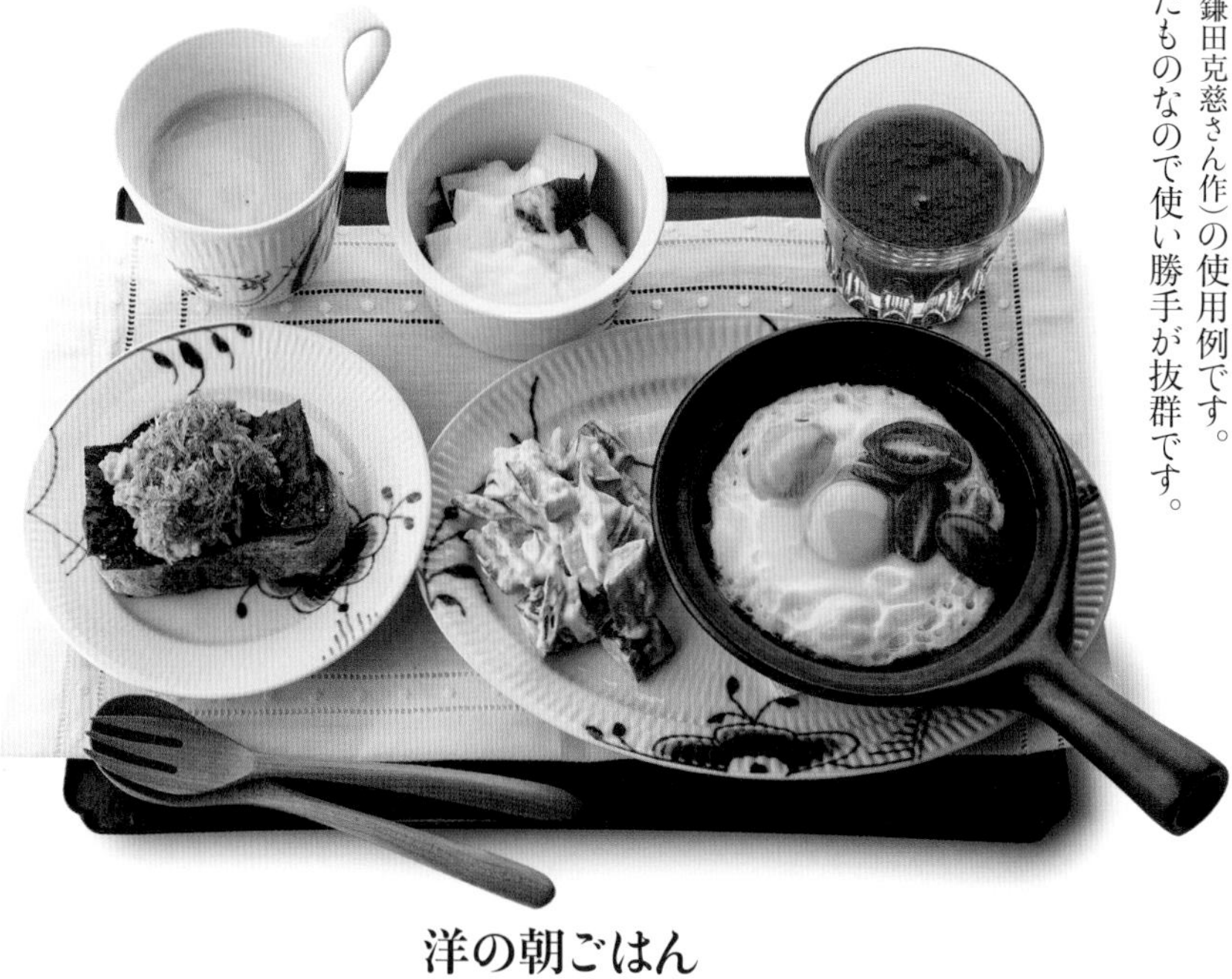

洋の朝ごはん

（左上から時計回りに）カフェオレ、りんごとヨーグルト 日本ミツバチのはちみつ、トマトジュース、小鍋で無添加ベーコンエッグ、いんげんときゅうりのクリームチーズあえ、納豆のりトースト カリカリおじゃこ（p.77）のせ

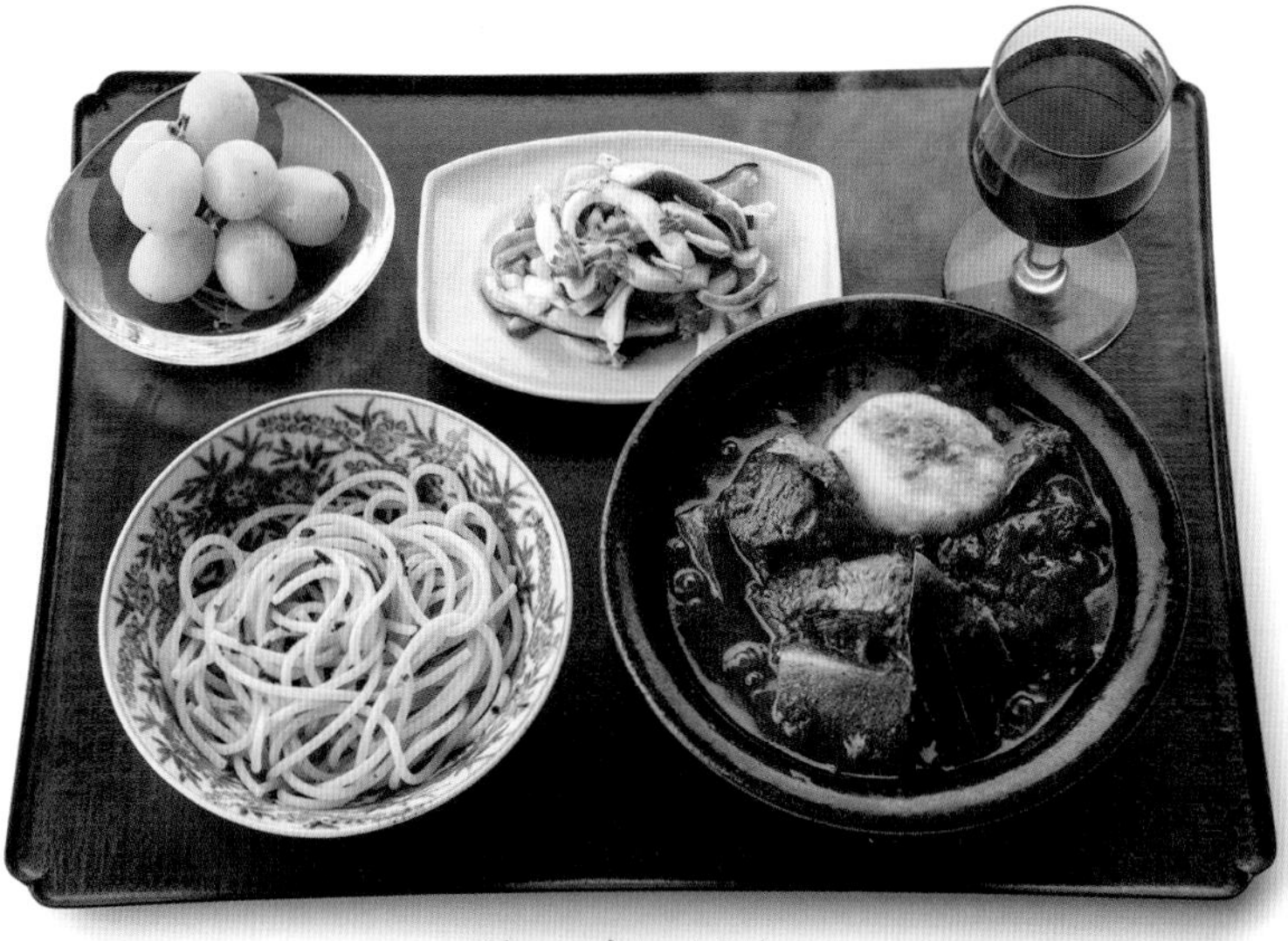

洋の晩ごはん

（左上から時計回りに）シャインマスカット、たこのサラダ、赤ワイン、牛すね肉（p.62）のトマト煮込み、冷凍こんにゃく（p.72）入り、パスタ 昆布バター（p.76）あえ

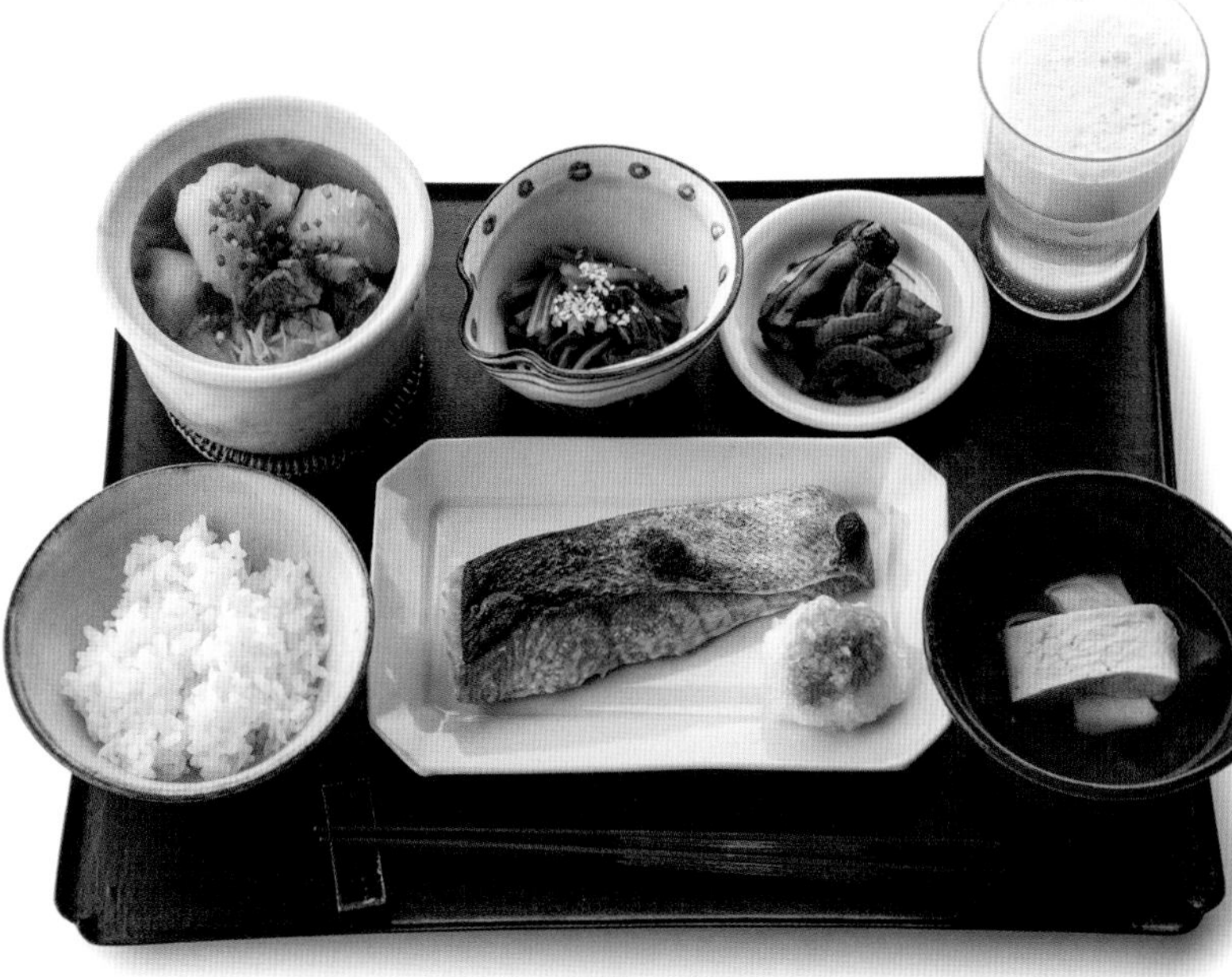

和の晩ごはん

（左上から時計回りに）牛すね肉の肉じゃが（p.65）、青菜のおひたし、ぬか漬け（p.47）、ビール、冷凍豆腐（p.72）のみそ汁、自家製塩鮭（p.27）の大根おろし添え、一分づき玄米ご飯

そもそも「掃除好き」。家具も冷蔵庫も汚れが目立つ白に。

きれい好きの母の影響でしょうか、「汚したらすぐ掃除。小さなごみは見つけたらすぐ拾う」。それが私の鉄則です。「使ったら、もとあった場所に戻す。こぼしたら、すぐ拭く。そうすれば、いつもきれいで皆が気持ちよく過ごせるでしょう」と、母によくいわれたものです。あと回しにせず〝すぐ〟も大切です。

　夫が逝って、自分が好きにインテリアを決めてもいい環境になったとき、すぐに思いついたのは、台所が主役で〝汚れの目立つ〟家。汚れは黒がいちばん目立ちます。でも、真っ黒な家はどうなんだろう。白のインテリアなら、少しのほこりは目立たず、ついた汚れは見えるからすぐ拭けば〝きれい〟はそこそこ保てます。今、白がベースのインテリアに、調度品や絵画を季節ごとに取り替えて楽しんでいます。

　きれいを保つために、掃除用具には敏感で、アンテナはいつもピッピピッピと動いています。最近のヒットはスチームモップ。単純な作りで軽く、先の部分が3段階の長さになるので、床、壁、窓、天井まで拭けるのがお気に入りです。新居も4年目に入ると、白の壁のくすみがなんとなく気になってきます。そんなときに、ネットサーフィンで見つけてゲット。よい買い物でした。

　掃除用の洗剤はキッチンの流しの下に。お風呂やトイレ、その他の掃除用具は洗面所の下に、それぞれ冷蔵庫の収納と同じプラスチックケースに入れて、すぐに取り出しやすいようにしています。用具も洗剤もついついあれもこれもと欲しくなりますが、このケースに収まるものだけにしています。

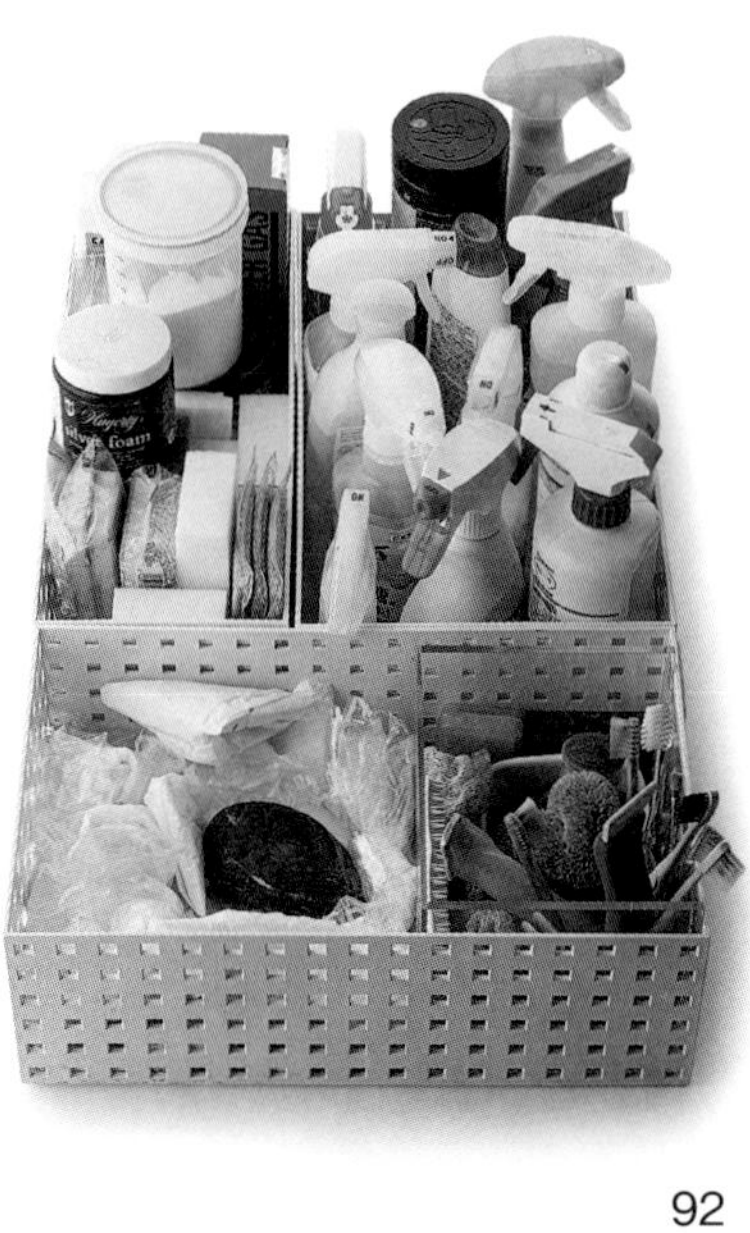

キッチン下のケース。小さいタワシや歯ブラシのほか、スポンジのストックに銀、銅磨き、重曹、漂白剤や洗剤、クレンザーなどなど。

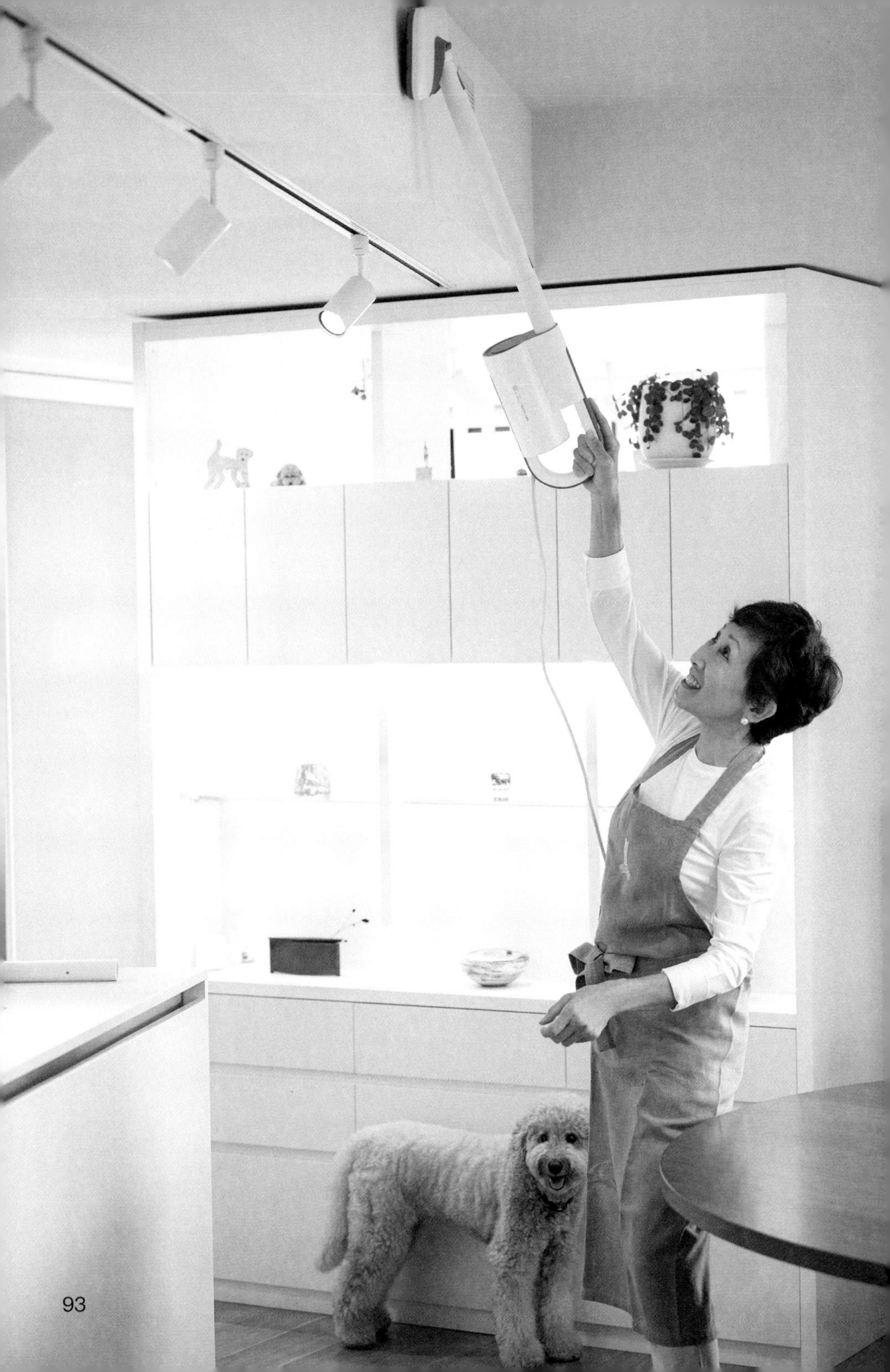

「朝のルーティン」、大好きな陶器のピッチャーでやわらかくした水を。

20数年前に伊豆にプチ断食とも言えるファスティングに行ったとき、天然酵母飲料「コーボン」（今は糖分控えめのコーボンマーベル）に出会い、以来、ずっとおめざにしています。

最近は、福岡の料理研究家、桧山タミ先生から頂戴した金仙窯のピッチャーに、前日の夜、水をいれて、翌朝、まろやかになったところでコーボンマーベルに加えて飲んでいます。普段のお水もなるべく、桧山先生のピッチャーに入れておいた水を。桧山先生にあやかりたい、そんな気持ちからです。

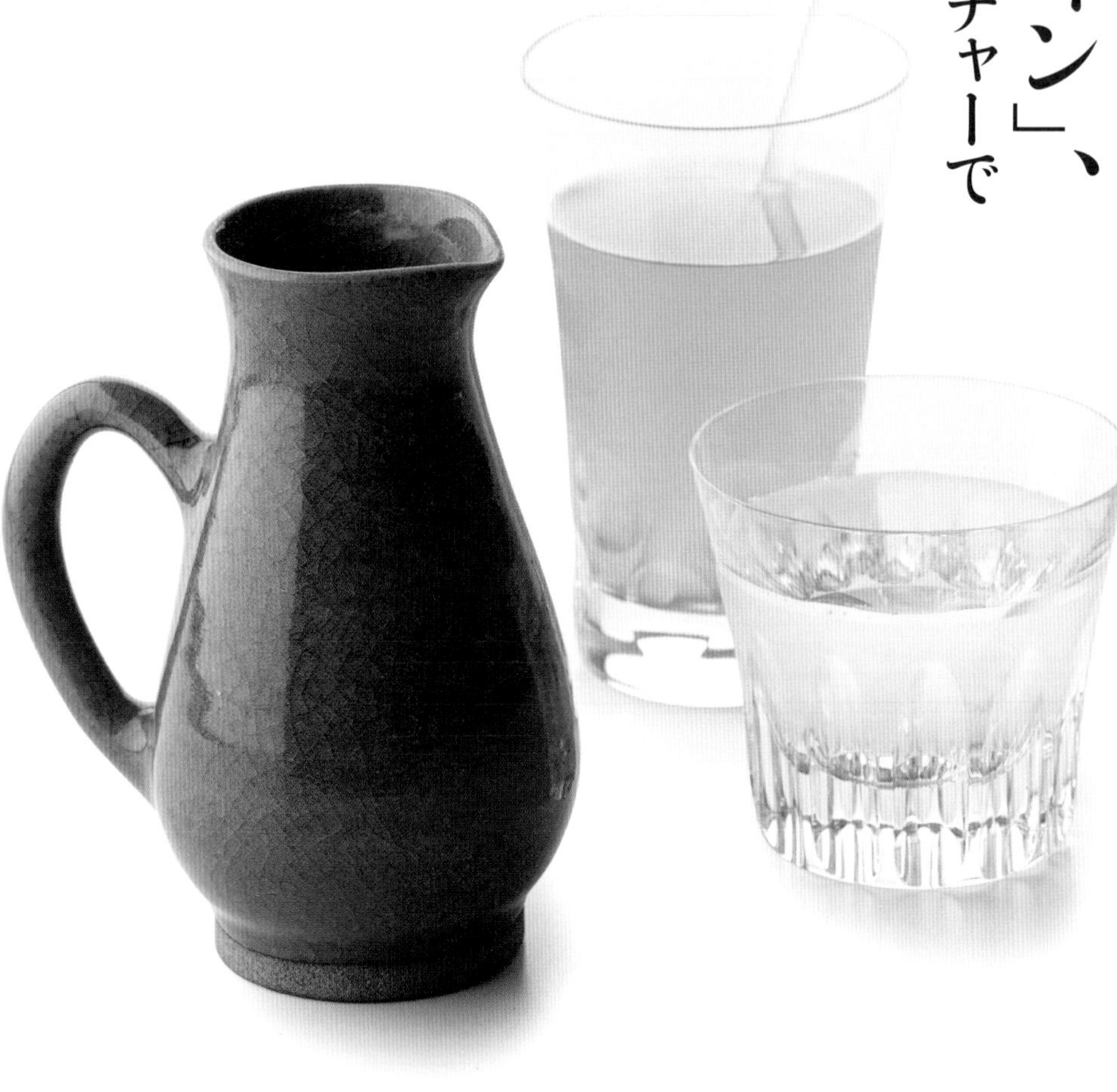

私の「勝負服」はパリッとアイロンがけした白いTシャツと麻のエプロン。

料理教室を始めて約40年になりますが、ここ30年、私が料理の仕事をするときは、白のTシャツにリネンのエプロンです。エプロンの色は何色もあって、季節、料理のテーマなどで選んでいます。

最初は清潔感と凛とした姿勢ということで、白の襟付きのブラウスでしたが、少し動きにくい、イメージがかたい、などの理由からTシャツになりました。

いろいろなブランド、メーカーを試しましたし、雑誌の企画でオリジナルもプロデュースしましたが、今はブルネロ クチネリに落ち着いています。

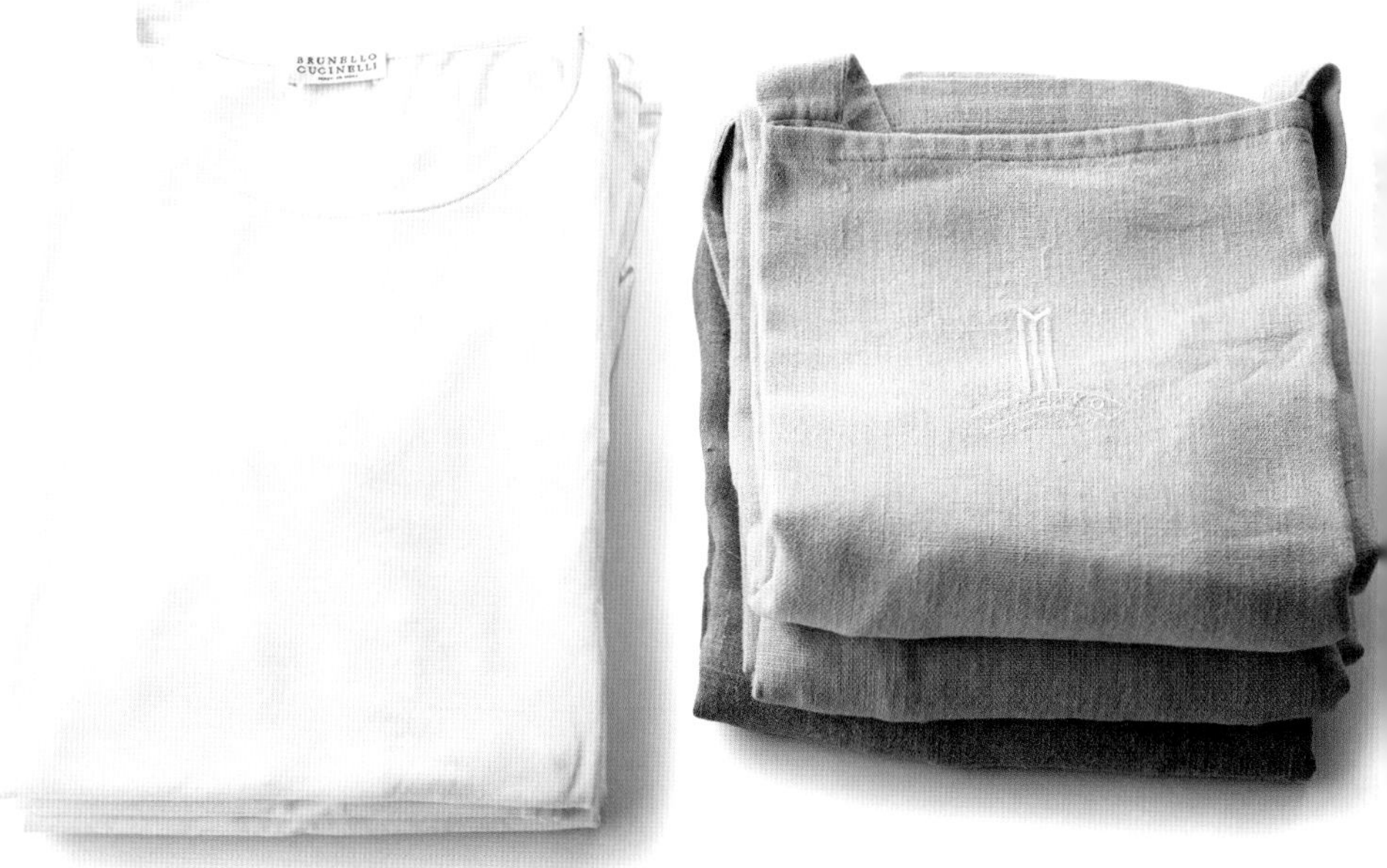

デザイン、イラスト・川崎洋子
撮影・鍋島徳恭
取材、文・渡辺紀子
校閲・田中美穂
調理アシスタント・田巻美也子、松本由比

阿川佐和子さん分
スタイリング・中村抽里
ヘアとメークアップ・田中舞子（ヴァニテ）

編集・鈴木百合子（文化出版局）

撮影協力（36〜44ページ）
阿川佐和子さんのワンピース　クチーナ
（ルッカ　電話03-5790-9651）、
ピアス、ネックレス　レスピロ
（共にイセタン サローネ　東京ミッドタウン　電話03-6434-7975）

松田美智子（まつだ・みちこ）

料理研究家、日本雑穀協会理事、テーブルコーディネーター、女子美術大学講師。1955年東京生まれ、鎌倉育ち。ホルトハウス房子に師事し、各国の家庭料理、日本料理、中国料理など幅広く学ぶ。1993年より「松田美智子料理教室」を主宰。季節感を大切にした、美しく作りやすい料理を心がける。2008年、使い手の立場から本当に必要なものを考えて開発した調理道具、食器のプライベートブランド「自在道具」を立ち上げる。『普段もハレの日も作りたい、家族が喜ぶ　おすし』（文化出版局）、『家庭料理は郷土料理から始まります。』（平凡社）など著書多数。

65歳からの食事革命

2024年2月19日　第1刷発行

著者　松田美智子
発行者　清木孝悦
発行所　学校法人文化学園 文化出版局
〒151-8524　東京都渋谷区代々木3-22-1
電話　03-3299-2479（編集）
03-3299-2540（営業）

印刷・製本所　株式会社文化カラー印刷

文化出版局のホームページ　https://books.bunka.ac.jp